私の食事療法

氏名

身長　　　cm　　目標体重　　　kg

体重　　　kg　　体格指数 (BMI)　　　kg/m²　　　　　年　　月　　日

指示エネルギー量　　　　キロカロリー ＝ 　　　単位

	合計	表1	表2	表3	表4	表5	表6	調味料
1日								
朝食								
昼食								
夕食								
間食								

特に気をつけたいこと

体重　　　kg　　体格指数 (BMI)　　　kg/m²　　　　　年　　月　　日

指示エネルギー量　　　　キロカロリー ＝ 　　　単位

	合計	表1	表2	表3	表4	表5	表6	調味料
1日								
朝食								
昼食								
夕食								
間食								

特に気をつけたいこと

あなたの糖尿病治療のためにふさわしい1日の食事からのエネルギーと栄養素の摂取量を主治医が指示し、具体的な単位配分を管理栄養士が指導します。この単位配分表は、治療の状況をみながら変更することもあります。

体重 kg	体格指数 (BMI) kg/m²			年 月 日

指示エネルギー量 _____ キロカロリー ＝ _____ 単位

	合計	表1	表2	表3	表4	表5	表6	調味料
1日								
朝食								
昼食								
夕食								
間食								

特に気をつけたいこと

体重 kg	体格指数 (BMI) kg/m²			年 月 日

指示エネルギー量 _____ キロカロリー ＝ _____ 単位

	合計	表1	表2	表3	表4	表5	表6	調味料
1日								
朝食								
昼食								
夕食								
間食								

特に気をつけたいこと

糖尿病食事療法のための食品交換表 活用編

献立例とその実践

日本糖尿病学会 編・著

日本糖尿病協会・文光堂

食品交換表編集委員会・食品交換表活用編改訂小委員会 （50音順）

石田　均（委員長）	長井直子	山本浩司
井上達秀	原島伸一	横山宏樹
井上　康	福井道明	
佐野喜子	藤本浩毅	●
幣憲一郎	本田佳子	渥美義仁（担当理事）
高橋和眞	丸山千寿子	荒木栄一（担当理事）
竹田晴生	森　保道	古家大祐（担当理事）

食品交換表編集委員・食品交換表活用編改訂小委員・担当理事の利益相反に関して

　日本糖尿病学会「食品交換表」編集委員会・食品交換表活用編改訂小委員会では，委員・担当理事と糖尿病および関連疾患に関与する企業との間の経済的関係につき，以下の基準について各委員・担当理事より過去1年間の利益相反状況の申告を得た．

1. 企業・組織や団体の役員，顧問職などの有無と報酬額（1つの企業・組織や団体から年間100万円以上）
2. 株式の保有と，その株式から得られる利益（1つの企業について，1年間の株式による利益が100万円以上，あるいは当該全株式の5%以上を所有する場合）
3. 企業・組織や団体から支払われた特許使用料（1つの権利使用料が年間100万円以上）
4. 企業・組織や団体から会議の出席（発表）に対し，研究者を拘束した時間・労力に対して支払われた日当（講演料など）（1つの企業・団体からの年間の講演料が合計50万円以上）
5. 企業・組織や団体がパンフレットなどの執筆に対して支払った原稿料（1つの企業・組織や団体からの年間の原稿料が合計50万円以上）
6. 企業・組織や団体が提供する研究費（1つの企業・団体から医学研究（受託研究費，共同研究費など）に対して支払われた総額が年間200万円以上）
7. 企業・組織や団体が提供する奨学（奨励）寄付金（1つの企業・組織や団体から，申告者個人または申告者が所属する部局（講座・分野）あるいは研究室の代表者に支払われた総額が年間200万円以上）
8. 企業・組織や団体が提供する寄付講座に申告者らが所属している場合
9. 研究とは無関係な旅行，贈答品などの提供（1つの企業・組織や団体から受けた総額が年間5万円以上）

　委員・担当理事はすべて，「糖尿病食事療法のための食品交換表 活用編 第2版」の内容に関して，糖尿病および関連疾患の医療・医学の専門家あるいは専門医として，科学的および医学的公正さと妥当性を担保し，対象となる疾患の診療レベルの向上，対象患者の健康寿命の延伸・QOLの向上を旨として編集作業を行った．利益相反の扱いに関しては，日本糖尿病学会の「利益相反（COI）に関する指針」に従った．
　申告された企業名は下記の通りである（対象期間は2013年1月1日〜2013年12月31日まで）．企業名は2014年11月現在の名称とした（50音順）．なお，中立の立場にある出版社や団体は含まない．

記

1：なし
2：なし
3：なし
4：アークレイ株式会社，アステラス製薬株式会社，MSD株式会社，小野薬品工業株式会社，株式会社三和化学研究所，興和創薬株式会社，サノフィ株式会社，第一三共株式会社，武田薬品工業株式会社，田辺三菱製薬株式会社，日本イーライリリー株式会社，日本ベーリンガーインゲルハイム株式会社，ノバルティス ファーマ株式会社，ノボ ノルディスク ファーマ株式会社
5：なし
6：アステラス製薬株式会社，株式会社三和化学研究所，塩野義製薬株式会社，森永製菓株式会社
7：アステラス製薬株式会社，MSD株式会社，小野薬品工業株式会社，第一三共株式会社，田辺三菱製薬株式会社，日本たばこ産業株式会社，日本ベーリンガーインゲルハイム株式会社，ノバルティス ファーマ株式会社
8：小野薬品工業株式会社，田辺三菱製薬株式会社，日本ベーリンガーインゲルハイム株式会社
9：なし

第2版 序

　糖尿病の食事療法は，必ず行うべき治療の基本であり，良好な血糖コントロールを保ち，さまざまな合併症を防ぎます．

　「食品交換表」はこの食事療法のためのテキストとして，約50年前の昭和40年9月に第1版が発行されました．そして長年にわたり食事療法の指導に活用されています．平成25年11月には，炭水化物の適正な摂取量に対する社会的関心の高まりに呼応する形で，約10年ぶりとなる第7版への改訂がなされました．

　本書「糖尿病の食事療法のための食品交換表 活用編」は，この「食品交換表」をよりよく日常の食事指導の中で活用していただくことを目的として，平成19年5月にその第1版が発行されました．「食品交換表」の中のモデル献立を指示単位数に応じて数多く作成するとともに，これらの献立の主食，主菜，副菜を変更することで，バリエーション豊かな食生活を楽しめることを示しています．今回の第2版への改訂では，「食品交換表」第7版に準拠して，食事の総エネルギー量に占める炭水化物の割合について，従来の60％の配分例に加えて，新たに55％，50％の配分例も示しました．

　まずPart 1では，モデル献立として1日15単位，18単位，20単位，23単位，25単位の順に，それぞれ炭水化物の割合が60％，55％，50％の朝食・昼食・夕食・間食を，食事献立表とともに掲載しました．

　次にPart 2では，Part 1のモデル献立の各料理をどのように入れ替えて，多くのバリエーションを作成することができるのか，その具体例を示してあります．

　そしてPart 3では，1日の指示単位が15〜25単位の各単位における指示単位配分例を，炭水化物の割合が60％，55％，50％の3段階で示しました．これらの指示単位配分は，炭水化物，たんぱく質，脂質の割合が適正になるようにしました．さらに食品分類表の中の1単位あたりの栄養素の平均含有量（g）を基準とし，食事の中の栄養素の含有量を，その目安として算出しています．

　また近年では，日常の中で外食や中食を避けることが難しくなっていることから，Part 4でそれらを上手に取り入れるための単位の考え方と工夫について解説するとともに，よくある質問とその答えとして付録にQ＆Aを掲載しました．

　本書を「食品交換表」とともに常に手元に置いていただき，医師や管理栄養士など糖尿病治療に関わるすべての医療スタッフの指導のもと，食事療法を継続し着実な成果をあげられることを，ここに切望する次第です．

　平成26年12月

　　　　　　　　　　　　　　　　　　　　　　　　日本糖尿病学会食品交換表編集委員会

まえがき（初版序）

「糖尿病食事療法のための食品交換表」（以下「食品交換表」）は，昭和40年（1965年）発行の初版から現在の第6版に至るまで，その時代のニーズや食生活の実態にあわせて改訂を重ねてきました．平成10年（1998年）には，「食品交換表」を用いた食事療法の指導者向け解説書として「糖尿病食事療法指導のてびき」も出版し，現在は第2版が発行されています．

この度，「食品交換表」を日常の食事療法のなかで，よりわかりやすく利用していただけるように「食品交換表 活用編」を出版することにしました．内容は大きく4つの部分からなっております．

Part-1では，当委員会で作成した20単位と23単位のモデル献立に，新たに15単位と18単位のモデル献立を加えて，献立集としてまとめました．

Part-2では，これらモデル献立の主食，主菜，副菜を変更することで，どのようなバリエーションがつくれるのかを，一つの応用例としてイラストで示してみました．

Part-3では，指示単位が16単位や17単位，あるいは19単位や21単位などの場合に，モデル献立の各表の単位数をどのように変更すればよいか，その方法を示しました．

「食品交換表」では食材から調理するように指導していますが，Part-4では，食品産業が進出しどこのお店にも多くの惣菜があふれている昨今の食生活の変化を踏まえて，惣菜を利用する場合の基本的な考え方や問題点を解説しております．

最後に付録として，「食品交換表」を用いる食事療法に関して，よく尋ねられるご質問について「Q&A」を設けて回答してみました．

「食品交換表」とともに，この「食品交換表 活用編」をご利用いただき，糖尿病患者さんの日々の食生活がより豊かなものになれば幸いです．

平成19年5月

日本糖尿病学会食品交換表編集委員会

はじめに	「糖尿病食事療法のための食品交換表」と「糖尿病食事療法のための食品交換表 活用編」について	1

- 1 食品交換表とは …………………………………………………………… 2
- 2 食品交換表第7版を用いた食事療法の実際 …………………………… 4

Part 1	糖尿病モデル献立集	7

- 1日15単位（1200キロカロリー）／炭水化物60％のモデル献立 …………… 8
- 1日15単位（1200キロカロリー）／炭水化物55％のモデル献立 …………… 12
- 1日15単位（1200キロカロリー）／炭水化物50％のモデル献立 …………… 16
- 1日18単位（1440キロカロリー）／炭水化物60％のモデル献立 …………… 20
- 1日18単位（1440キロカロリー）／炭水化物55％のモデル献立 …………… 24
- 1日18単位（1440キロカロリー）／炭水化物50％のモデル献立 …………… 28
- 1日20単位（1600キロカロリー）／炭水化物60％のモデル献立 …………… 32
- 1日20単位（1600キロカロリー）／炭水化物55％のモデル献立 …………… 36
- 1日20単位（1600キロカロリー）／炭水化物50％のモデル献立 …………… 40
- 1日23単位（1840キロカロリー）／炭水化物60％のモデル献立 …………… 44
- 1日23単位（1840キロカロリー）／炭水化物55％のモデル献立 …………… 48
- 1日23単位（1840キロカロリー）／炭水化物50％のモデル献立 …………… 52
- 1日25単位（2000キロカロリー）／炭水化物60％のモデル献立 …………… 56
- 1日25単位（2000キロカロリー）／炭水化物55％のモデル献立 …………… 60
- 1日25単位（2000キロカロリー）／炭水化物50％のモデル献立 …………… 64
- Part 1掲載のモデル献立の食事献立表 ………………………………………… 68

Part 2　糖尿病モデル献立のバリエーション　83

- 1日15単位（1200キロカロリー）／炭水化物60％のモデル献立の応用 ……… 84
- 1日18単位（1440キロカロリー）／炭水化物60％のモデル献立の応用 ……… 92
- 1日20単位（1600キロカロリー）／炭水化物60％のモデル献立の応用 ……… 100
- 1日23単位（1840キロカロリー）／炭水化物60％のモデル献立の応用 ……… 108
- 1日25単位（2000キロカロリー）／炭水化物60％のモデル献立の応用 ……… 116

Part 3　1日の摂取エネルギー別の指示単位配分例　125

- 炭水化物の割合と単位配分の仕組み ……………………………………… 126
- 1　1日15単位（1200キロカロリー）の指示単位配分例 ……………… 127
- 2　1日16単位（1280キロカロリー）の指示単位配分例 ……………… 127
- 3　1日17単位（1360キロカロリー）の指示単位配分例 ……………… 127
- 4　1日18単位（1440キロカロリー）の指示単位配分例 ……………… 128
- 5　1日19単位（1520キロカロリー）の指示単位配分例 ……………… 128
- 6　1日20単位（1600キロカロリー）の指示単位配分例 ……………… 128
- 7　1日21単位（1680キロカロリー）の指示単位配分例 ……………… 129
- 8　1日22単位（1760キロカロリー）の指示単位配分例 ……………… 129
- 9　1日23単位（1840キロカロリー）の指示単位配分例 ……………… 129
- 10　1日24単位（1920キロカロリー）の指示単位配分例 ……………… 130
- 11　1日25単位（2000キロカロリー）の指示単位配分例 ……………… 130

| Part 4 | 外食・中食の単位の考え方と工夫 | 131 |

1 外食・中食の特徴 …………………………………………………………… 132
2 外食・中食を利用するにあたって …………………………………………… 132
3 外食・中食を 表1 から 表6 , 調味料 に分類し，単位計算をする ………… 133
4 外食時の料理の選び方と工夫 ……………………………………………… 135
5 中食の料理の選び方と工夫 ………………………………………………… 136

| 付録 | 食品交換表Q&A　よくある質問とその答え | 139 |

「食品交換表」・「食品交換表 活用編」の著作権保護のお願い

「食品交換表」が作られた経緯

　わが国では昭和35年前後から，各地で関心のある先生方が，それぞれ独自の食品交換表を作り，発表されていました．しかし各地で別々の食品交換表が用いられることにより，将来，わが国の食事療法が大変混乱するおそれがあると憂慮され，全国的に統一した食品交換表の作成が強く望まれるようになりました．

　そこで昭和38年の日本糖尿病学会年次学術集会において，全国的に統一した食品交換表を作成することが申し合わされ，「食品交換表作成委員会」が結成され，昭和40年9月に日本糖尿病学会編「糖尿病治療のための食品交換表」の初版が上梓されました．また，引き続き設置された「食品交換表編集委員会」において，内容の見直しと改訂を行ってきました．

　さらに平成14年には「食品交換表第6版」を発行し，平成16年にはその「CD-ROM版」，平成19年には「食品交換表 活用編」を発行し，平成25年に「食品交換表第7版」の発行となったものです（他方，本学会は，平成10年には「糖尿病性腎症の食品交換表」を発行しています）．

無断転載事件と引用許可審査

　初版発行以来「食品交換表」は，糖尿病患者さんの食事療法のテキストとして広く普及してまいりましたが，その反面，多数の書籍に引用されるようになり，中には誤った引用や「食品交換表」の代替物をねらったものも混じるようになりました．昭和53年には，「食品交換表　第3版」を全面転載した書籍が無断で出版され，本学会は裁判所から仮処分決定を得て，この書籍の差し押さえを行いました．

　本学会はこの事件をきっかけとして，「引用許可基準」を設定し，食品交換表編集委員会が，これに基づいて適正な引用であるかどうか引用許可審査を行い，今日に至っています．

　なお，平成17年に「食品交換表」に対する著作権侵害事件が発生し，平成18年本学会がこれに提訴し被告である医学書関連の出版社との間で平成20年に以下の条項の裁判上の和解が成立しています[※]．
- 被告は「食品交換表」掲載の各表が，著作権法上保護される編集著作物であることを認める．
- 被告は「食品交換表」を引用する書籍を出版する場合は，原告（本学会）の定める引用に関する基準を尊重することを確認する．

（[※] 糖尿病52(3)：260-265, 2009）

本学会から会員各位および読者の皆様へのお願い

　発行から長い年月が経つうちに，このような経緯をご存じない会員も増えているように思われます．そこで，会員各位および読者の皆様に，以下の2点を改めてお願い申し上げます．

> 1) 「食品交換表」・「食品交換表 活用編」の著作権（編集著作権も含む）は本学会が所有しており，引用・転載などを行う場合には必ず，本学会の許諾を得ていただきたいこと．
> 2) 許諾を得る場合には，本学会事務局（TEL：03-3815-4364）宛に引用許可申請書をお送りいただきたいこと．

　会員各位および読者の皆様には，引用許可審査の趣旨をご理解のうえ，「食品交換表」・「食品交換表 活用編」の著作権保護に一層のご協力を賜りたく，よろしくお願い申し上げます．

平成26年12月

日本糖尿病学会食品交換表編集委員会

はじめに

「糖尿病食事療法のための食品交換表」と「糖尿病食事療法のための食品交換表 活用編」について

「糖尿病食事療法のための食品交換表」（以下「食品交換表」）は，糖尿病食事療法の基本テキストとして広く普及しておりますので，すでによくご存じの方も多いと思われますが，ここに「食品交換表」の概略を述べておきます（詳しくは同書をご参照ください）．また本書「糖尿病食事療法のための食品交換表 活用編」は，「食品交換表」がよりよく活用されることを目的に，医師ならびに管理栄養士が患者を指導する際に用いるツールです．さらに，患者が自立して，自らが本書を用いて積極的に日々の食事療法に取り組めるよう作成しました．

本書の中のPart 1では糖尿病モデル献立集，Part 2では糖尿病モデル献立のバリエーション，Part 3では1日の摂取エネルギー別の指示単位配分例，Part 4では外食や中食（なかしょく）の単位の考え方と工夫について，そして付録にQ&Aを掲載しています．

> 中食とは，家庭外で商業的に調理・加工されたものを購入して食べる形態の食事をさします．

1 食品交換表とは

　食品交換表(図1)は，糖尿病の食事療法とは何か，どのような食品のとり方が望ましいのか，という観点から作成された食事療法のテキストです．食品交換表に従って食事をすれば，治療に適したエネルギー量，栄養素を無理なく自然に摂取できる仕組みになっています．

　食品交換表は，約50年前の昭和40年9月に第1版が発行され，長年にわたり食事療法の指導に活用されてきました．第6版改訂（平成14年5月）よりすでに10年余りが経過したこと，さらに炭水化物の適正な摂取量に対する社会的関心の高まりを受けて，平成25年3月に「日本人の糖尿病の食事療法に関する日本糖尿病学会の提言」がなされたことから，平成25年11月に第7版改訂が行われました．

　今回の第7版は，糖尿病患者・医療従事者にとって"理解しやすい"，"使いやすい"をコンセプトとし，以下の3つの特徴があります．

① 私たちが日常食べている多くの食品を，多く含まれている栄養素の組成により4群の6表（表1〜表6）と調味料に分類しています．

② 80キロカロリーを1単位として，1単位に相当する各食品の重量を示しています．

③ 表1〜表6，調味料の1単位あたりの栄養素の平均含有量を示しています．

図1● 糖尿病食事療法のための食品交換表 第7版（平成25年発行）

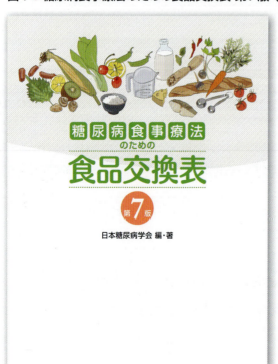

　糖尿病の食事療法を効果的に行うために，「食品交換表」を本書とあわせて利用することをお勧めします．

「糖尿病食事療法のための食品交換表」と「糖尿病食事療法のための食品交換表 活用編」について

　食品交換表では，各食品を図2のように分類しています．Ⅰ群は炭水化物を多く含む食品で，これを 表1 と 表2 に分類し，Ⅱ群はたんぱく質を多く含む食品で，これを 表3 と 表4 に分類してあります．Ⅲ群は脂質を多く含む食品で 表5 ，Ⅳ群はビタミン，ミネラルを多く含む食品で 表6 としています．この他に，みそ，みりん，砂糖などを 調味料 として分類しています．食品分類表は， 表1 ～ 表6 ， 調味料 の1単位あたりの栄養素の平均含有量を示しています．また本書のPart 3において食事の中の炭水化物，たんぱく質，脂質の含有量（g）算出の基準になっています．

図2 ● 食品分類表

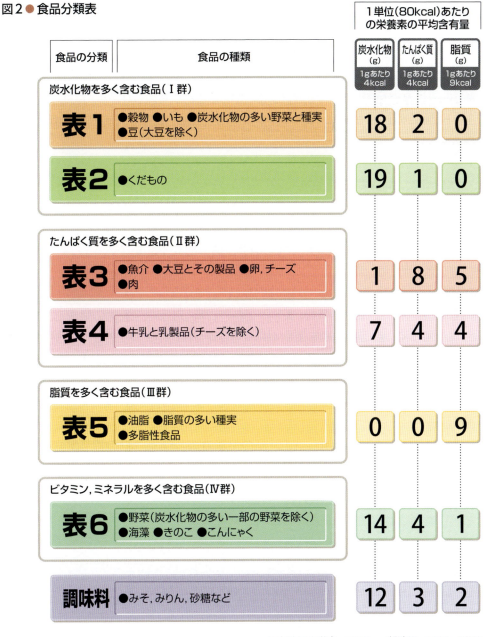

日本糖尿病学会，1965．一部改正，1993, 2013

2　食品交換表第7版を用いた食事療法の実際

▶1日の指示単位の決定
　目標体重や身体活動量を考慮して，主治医が1日の指示エネルギーと栄養素の摂取量を決定します．食品交換表を使用する場合，指示エネルギー量を1単位80キロカロリーで割って1日の指示単位を決定します．

▶どの表から何単位とるか
　炭水化物，たんぱく質，脂質が適正なバランスになるように，各表への単位の配分の仕方を決定します．食品交換表第7版では，食事にしめる炭水化物の割合を60％，55％，50％の3段階の1日の指示単位（指示エネルギー量）の配分例（単位配分表）を掲載しています．合併症，肥満度，し好などを参考にして，60〜50％の間で主治医が選択します．例えば，肥満の患者さんでは減量目的に50％を選択するといったことが考えられます．ただし，炭水化物の割合を50％にすると，たんぱく質が相対的に増えるため，腎症を有する方には個別に配慮が必要です．

▶朝食，昼食，夕食，間食の配分
　表1，表3，表6の1日の指示単位は，朝食，昼食，夕食の3回の食事にできる限り均等に分けるようにします．表2，表4は食事に入れるか間食とします．1回の食事にまとめてたくさん食べることのないように，正しい食習慣の確立が重要です．

▶食品の交換
　すでに述べたように，食品交換表の表1〜表6は同じような栄養素の組成で分類されています．したがって，食品交換表を使うメリットは，違う表との交換を避けて同じ表の食品と交換することで，栄養素の調整を考えなくても自然に栄養素のバランスがとれる仕組みになっていることです．

▶私の食事療法
　食品交換表第7版では，表紙の見返しに「私の食事療法」という1日の指示単位とその配分を記入する欄を新設しました．本書の前見返しにも同様に設けています．主治医から指示された内容を各自で記入しましょう．治療の状況に従って，この単位配分表は変更されていくことになります．

▶食事療法の継続
　食事療法を長続きさせるには，食品交換表の使い方を正しく理解することが大切です．わからないことや困ったことがあれば，主治医や管理栄養士に相談しましょう．

「糖尿病食事療法のための食品交換表」と「糖尿病食事療法のための食品交換表 活用編」について

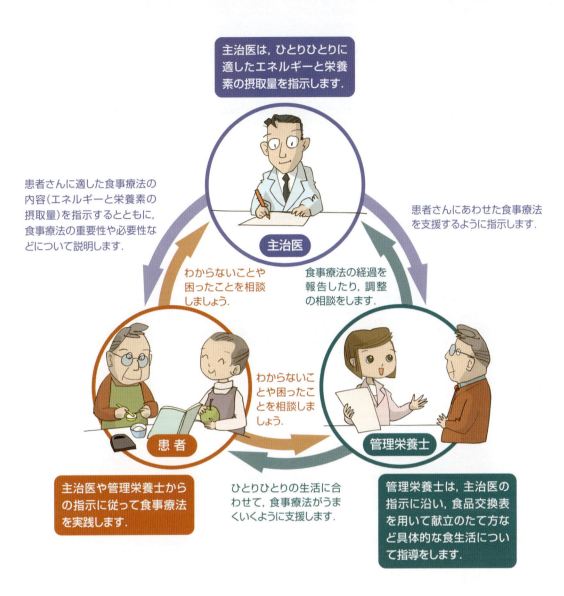

「食品交換表」と「食品交換表 活用編」を参考に，バリエーション豊かな食生活を楽しみながら，食事療法を進めていきましょう．

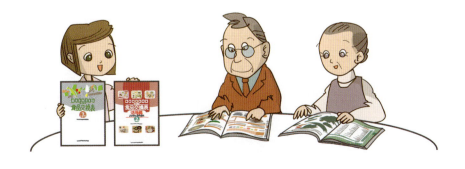

本書Part 1, Part 2に掲載されている献立について

①食品の交換は，「表1～表6，調味料」の分類に従って行いました．
②表1と表3の食品の単位数は，0.5単位，1単位など0.5刻みを原則としました．ただし，かたくり粉やこむぎ粉の使用時など，必ずしも0.5刻みではない場合があります．
③表2のくだものは，1食に0.5単位を原則とし，1日の単位数を振り分けて使用しました．
④使用している食品がわかりやすい料理名としました．
⑤食品交換表を用いた食事療法のためのテキストブックとして，食品名は食品交換表の表記に合わせ，調理法の記述はできる限り最小限にとどめています．
⑥本書では，ごはんの分量がわかるように，以下のように茶碗への盛り方を変えています．

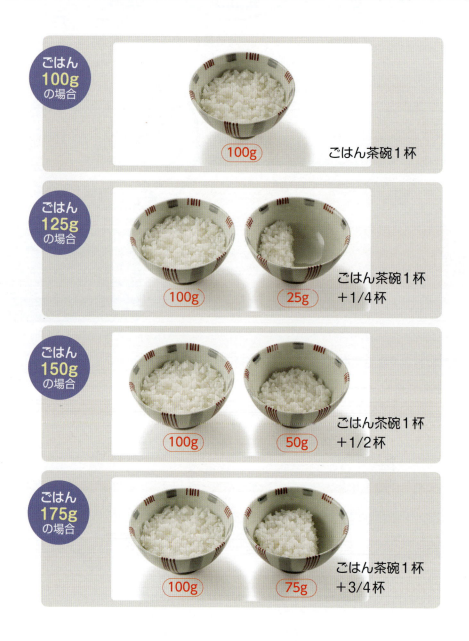

Part 1

糖尿病モデル献立集

Part 1は，食品交換表第7版の内容に沿って作成したモデル献立集です．

1日15単位，18単位，20単位，23単位，25単位の順に，それぞれ食事の総エネルギー量に占める炭水化物の割合が60％，55％，50％の朝食・昼食・夕食・間食の献立を掲載しています．

日頃の食生活を楽しく過ごすために，このPart 1ではモデル献立の種類をなるべく多く示すこととしました．なお，同じ単位数の献立において主食の量を減らして主菜の量を増やすことで，その中の炭水化物の割合が60％から55％，50％に変わる仕組みを示すのではなく，まったく異なる献立を60％，55％，50％のそれぞれで示しています．

朝食 1日15単位（1200キロカロリー）/炭水化物60％のモデル献立

	表1	表2	表3	表4	表5	表6	調味料	合計
朝食の単位	2	0.5	0.5	0.5	0.2	0.4	0.1	4.2

● リゾット　● はくさいとせりの刻みこんぶ和え　● フルーツヨーグルト

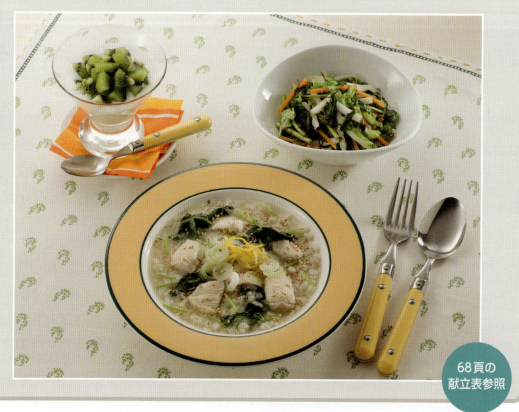

68頁の献立表参照

● リゾット
鳥がらだし汁200mlを煮立て、一口大に切った**とりむね肉（皮なし）40g**、小口切りにした**根深ねぎ10g**を加え、米と押し麦1：1で炊いた**麦ごはん100g**を入れます。**食塩1g**と**しょうゆ5g**で味を付け、火を止める直前に**みつば5g**を入れます。**ごま3g**をふりかけて、千切りした**ゆずの皮**を飾ります。

● はくさいとせりの刻みこんぶ和え
はくさい60g、**にんじん10g**を細切りにし、**せり25g**も適当な長さに切って、ゆでます。**食塩0.5g**、**めんつゆ7g**、**刻みこんぶ2g**、**かつおぶし少々**で和えます。

● フルーツヨーグルト
適当な大きさに切った**キウイフルーツ75g**を、**砂糖2g**を加えた**ヨーグルト（全脂無糖）65g**に盛り付けます。

昼食

1日 15単位（1200キロカロリー）/ 炭水化物60%のモデル献立

	表1	表2	表3	表4	表5	表6	調味料	合計
昼食の単位	2.4		1		0.3	0.4	0.1	4.2

● 麦ごはん　● とうふとかにのくず煮　● もやしとにんじんの和え物

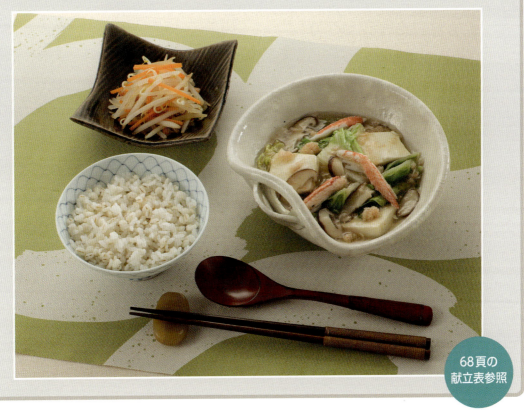

68頁の献立表参照

● 麦ごはん
米と押し麦1：1で炊いた**麦ごはん100g**を盛り付けます。

● とうふとかにのくず煮
とうふ（きぬごし）110gを切ります。**はくさい60g**はそぎ切り、**しいたけ10g**は薄切り、**しょうが5g**は千切りにします。**ごま油3g**でしょうが、はくさい、しいたけの順に炒め、**だし汁200ml**、**かに（缶詰）20g**、とうふ（きぬごし）を加え、**しょうゆ6g**で味を付け、**かたくり粉8g**を水で溶いてとろみをつけます。

● もやしとにんじんの和え物
にんじん10gは細切りにして、**もやし50g**と一緒にゆでます。**しょうゆ3g**と**砂糖2g**を合わせ、にんじんともやしを和えます。

夕食　1日 **15**単位（**1200**キロカロリー）／炭水化物**60%**のモデル献立

	表1	表2	表3	表4	表5	表6	調味料	合計
夕食の単位	2.6	0.4	1		0.5	0.4	0.5	5.4

- 麦ごはん
- かますのホイル焼き
- かきなます
- かぶとさつまいものみそ汁

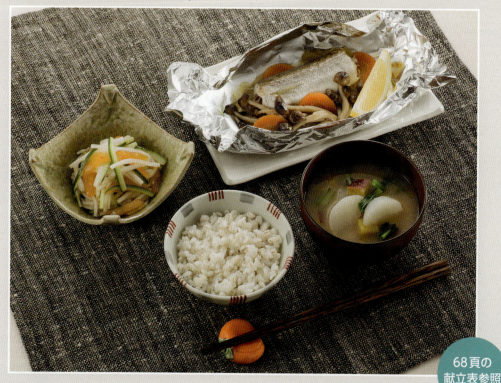

68頁の献立表参照

◉ 麦ごはん
米と押し麦1：1で炊いた**麦ごはん100g**を盛り付けます．

◉ かますのホイル焼き
かます95gに**食塩0.5g**をふります．**しめじ20g**は小房に分け，**たまねぎ40g**，**にんじん5g**は細切りにします．ホイルにたまねぎを敷いて，かますを置いて，にんじんを添え，**バター5g**を落とし，包んで焼きます．くし形に切った**レモン15g**を添えます．

◉ かきなます
だいこん40g，**きゅうり20g**，**かき40g**は細切りにして，**酢8g**，**砂糖3g**，**食塩0.5g**の合わせ酢で和えます．

◉ かぶとさつまいものみそ汁
さつまいも（皮付き）40gは角切り，**かぶ20g**はくし形切り，**かぶ葉5g**は適当な長さに切ります．**だし汁150ml**にさつまいも，かぶ，かぶ葉を入れて煮て，**みそ12g**を溶かし入れます．

間食 — 1日15単位（1200キロカロリー）/炭水化物60%のモデル献立

	表1	表2	表3	表4	表5	表6	調味料	合計
間食の単位				1			0.1	1.1

● ホットミルク

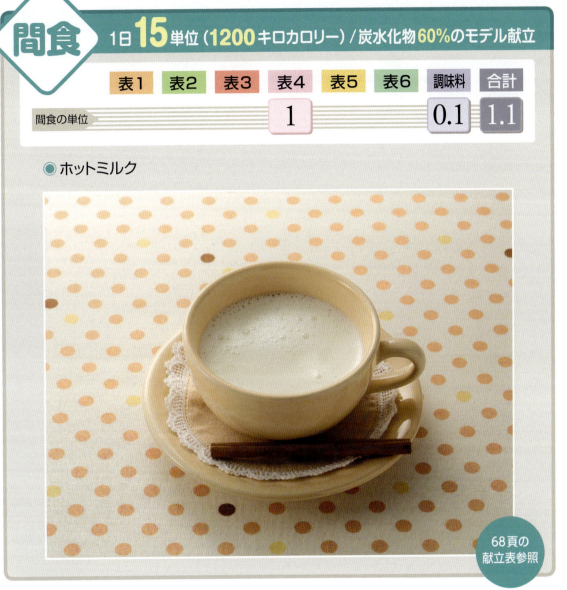

68頁の献立表参照

● ホットミルク

温めた**牛乳120ml**に**砂糖2g**を加えます．

朝食

1日 15 単位（1200 キロカロリー）／炭水化物 55% のモデル献立

	表1	表2	表3	表4	表5	表6	調味料	合計
朝食の単位	2		1.5	0.1	0.4	0.4	0.1	4.5

- 麦ごはん
- スクランブルエッグ
- こまつなとあぶらあげの煮浸し

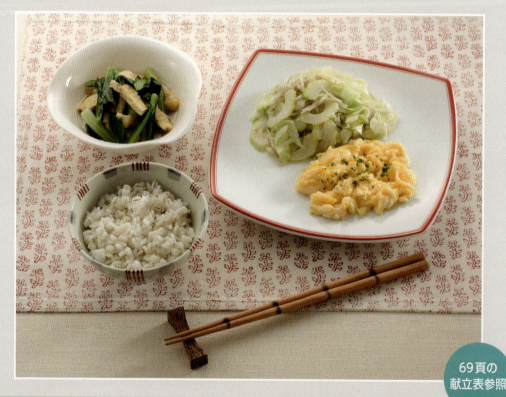

69頁の献立表参照

●麦ごはん
米と押し麦1：1で炊いた**麦ごはん100g**を盛り付けます。

●スクランブルエッグ
鶏卵50gを割ってほぐし、**牛乳8g**、**食塩0.4g**、**こしょう少々**を加えて、**バター3g**で炒めます。

（付け合わせ）
セロリー30gを斜め切り、**レタス40g**を細切り、**みょうが20g**を千切りにします。これをポリ袋に入れ、**食塩0.5g**、**しょうゆ2g**、**ごま油1g**をふり混ぜ、よくもみ、全体に混ざるまでしばらくおきます。

●こまつなとあぶらあげの煮浸し
こまつな60gを適当な長さに切り、油抜きした**あぶらあげ10g**を短冊切りにします。**だし汁50ml**に**しょうゆ4g**、**みりん3g**を加えて煮立たせて、あぶらあげ、こまつなを加えて煮ます。

昼食

1日15単位（1200キロカロリー）/ 炭水化物55％のモデル献立

	表1	表2	表3	表4	表5	表6	調味料	合計
昼食の単位	2	0.5	1		0.3	0.3	0.4	4.5

● 鯛そうめん　● ふきとたけのこのきんぴら　● フルーツの盛り合わせ

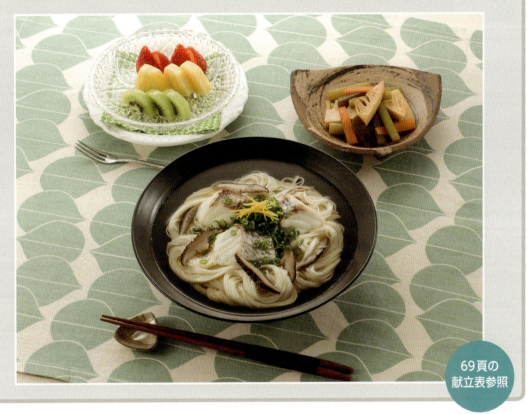

69頁の献立表参照

● 鯛そうめん

たい60gは，グリルで焼きます．干ししいたけ3.5gは水で戻します．だし汁300mlに，しょうゆ5g，食塩1gを加えて冷まします．ゆでたそうめん120gを盛って，その上にたい，しいたけをのせてつゆをかけます．小口切りにしたあさつき5gをまわりに散らし，千切りしたゆずの皮を飾ります．

● ふきとたけのこのきんぴら

ふき40gは適当な長さに切り，たけのこ20gは縦の薄切り，にんじん10gとこんにゃく10gは短冊切りにして，ごま油3gで炒めます．だし汁50ml，しょうゆ6g，みりん6gを加えて炒めます．

● フルーツの盛り合わせ

パイナップル30g，いちご30g，キウイフルーツ30gを一口大に切って，はちみつ5gをかけます．

夕食 1日15単位（1200キロカロリー）/炭水化物55％のモデル献立

	表1	表2	表3	表4	表5	表6	調味料	合計
夕食の単位	2		1		0.3	0.5	0.3	4.1

● 麦ごはん　● 豚肉と野菜の蒸し鍋　● ブロッコリーのごまドレッシング和え
● たまねぎとさやえんどうのみそ汁

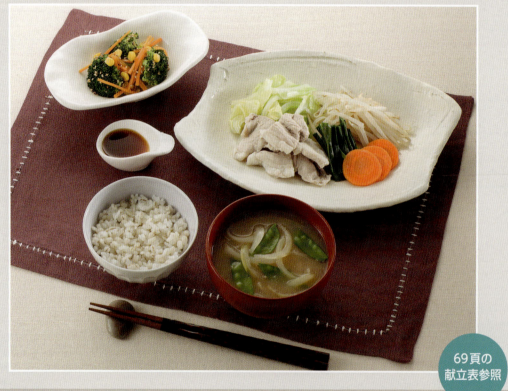

69頁の献立表参照

● **麦ごはん**
米と押し麦1:1で炊いた**麦ごはん100g**を盛り付けます。

● **豚肉と野菜の蒸し鍋**
豚もも肉60gは一口大に切り、**にんじん10g**は輪切りにし、**にら10g**は適当な長さに切って、**キャベツ40g**は一口大のざく切りにします。**もやし50g**を添え、**食塩0.5g**、こしょう少々で味を付け、蒸します。**ポン酢しょうゆ15g**（**しょうゆ6g**、**すだちの果汁4ml**、**だし汁5ml**）を添えます。

● **ブロッコリーのごまドレッシング和え**
小房に分けた**ブロッコリー30g**と千切りにした**にんじん5g**をゆでておきます。**とうもろこし2.5g**を加え、**ごま1g**、**酢2g**、**食塩0.3g**、こしょう少々、**ごま油2g**、**はちみつ1g**のごまドレッシングで和えます。

● **たまねぎとさやえんどうのみそ汁**
だし汁150mlに薄切りにした**たまねぎ30g**を入れて煮ます。**みそ12g**を溶かし入れた後に、**さやえんどう5g**を入れます。

間食

1日 15 単位（1200 キロカロリー）／炭水化物 55％のモデル献立

	表1	表2	表3	表4	表5	表6	調味料	合計
間食の単位		0.5		1.5				2.0

● 牛乳　● いよかん

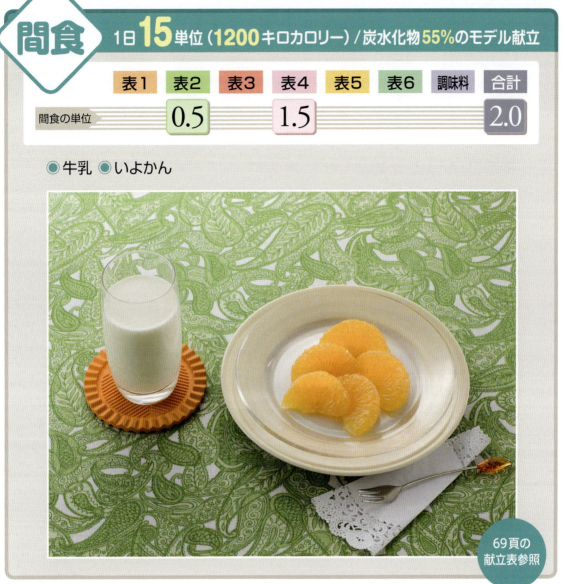

69頁の献立表参照

● 牛乳
牛乳は180mlにします．

● いよかん
いよかん80gを盛り付けます．

朝食

1日 15単位（1200キロカロリー）／炭水化物50%のモデル献立

	表1	表2	表3	表4	表5	表6	調味料	合計
朝食の単位	2		1		0.1	0.3	0.4	3.8

● 麦ごはん　● とり肉の柚庵焼き　● なます

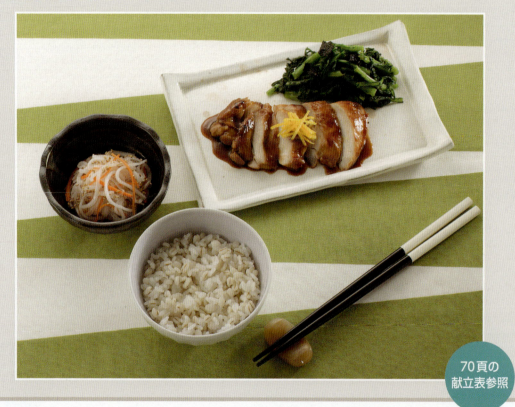

70頁の献立表参照

● 麦ごはん
米と押し麦1：1で炊いた**麦ごはん100g**を盛り付けます。

● とり肉の柚庵焼き
とりもも肉（皮なし）60gを，**しょうゆ8g**，**みりん7g**，**ゆずの果汁5ml**を合わせた調味液に漬けます。両面に焦げ色が付くまで焼き，切り分けて盛り付けて，千切りにした**ゆずの皮**を飾ります。

（付け合わせ）
きくな60gをゆでて適当な長さに切ります。**しょうゆ2g**，**砂糖1g**とちぎった**のり少々**で和えます。

● なます
だいこん40gと**にんじん5g**は千切りにし，**食塩0.8g**をふります。水けを絞り，**ごま2g**，**酢6g**，**砂糖2g**，**食塩0.3g**で和えます。

昼食

1日15単位（1200キロカロリー）／炭水化物50％のモデル献立

	表1	表2	表3	表4	表5	表6	調味料	合計
昼食の単位	1	0.5	1.7	0.7	0.8	0.4	0.1	5.2

- チーズトースト
- ポーチドエッグサラダ
- はくさいとハムのミルク煮
- ラ・フランス

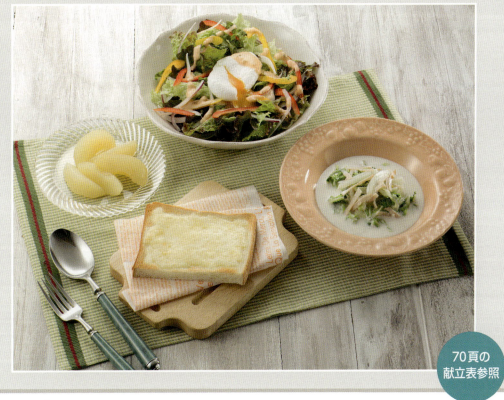

70頁の献立表参照

● チーズトースト
食パン30gにプロセスチーズ12gをのせて，トースターで焼きます．

● ポーチドエッグサラダ
湯が沸騰したら火を止め，鶏卵50gを割り入れて，白身で黄身を包むようにまとめてポーチドエッグを作ります．ちぎったサニーレタス50g，細切りにした紫たまねぎ10g，パプリカ10gの上にポーチドエッグを置いて，マヨネーズ6g，トマトケチャップ8g，レモンの果汁3ml，牛乳3mlを合わせたドレッシングをかけます．

● はくさいとハムのミルク煮
はくさい60gを適当な長さに細切りにして，ボンレスハム7gも同様に細切りにして，サラダ油2gで炒めます．牛乳80mlを加えて煮立たせて，食塩1gで味を付けます．

● ラ・フランス
ラ・フランス75gを適当な大きさに切って，盛り付けます．

夕食 1日 15単位（1200キロカロリー）／炭水化物 50%のモデル献立

	表1	表2	表3	表4	表5	表6	調味料	合計
夕食の単位	2.1		1.8			0.5	0.5	4.9

- 麦ごはん
- あかうおの野菜あんかけ
- 生あげとかぶの煮物
- ほたてがいとわけぎのぬた和え

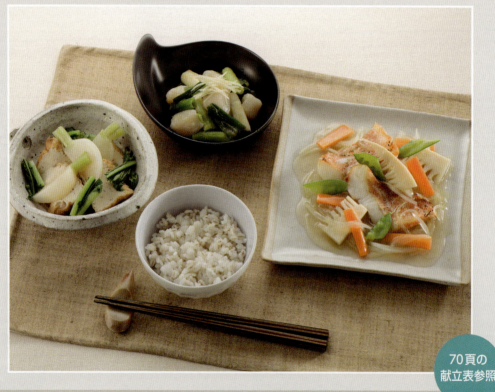

70頁の献立表参照

● 麦ごはん
米と押し麦1:1で炊いた**麦ごはん100g**を盛り付けます。

● あかうおの野菜あんかけ
あかうお80gに**食塩0.3g**をふって焼きます。**たまねぎ40g**, **にんじん10g**, **たけのこ10g**を薄切りにして, **だし汁150ml**, **砂糖1g**, **しょうゆ3g**, **酢2g**で煮ます。**かたくり粉2g**を水で溶いてとろみをつけて, あかうおの上からかけます。ゆでた**さやえんどう5g**を飾ります。

● 生あげとかぶの煮物
生あげ20gは油抜きをし, 適当な大きさに切ります。**みりん6g**, **しょうゆ5g**, **だし汁150ml**に, くし形に切った**かぶ50g**, 薄切りにした**しょうが5g**, 適当な長さに切った**かぶ葉20g**, 生あげを入れて煮ます。

● ほたてがいとわけぎのぬた和え
ほたてがい40gは角切りにし, **わけぎ10g**はゆでて適当な長さに切り, **みりん1g**, **砂糖2g**, **酢4g**, **みそ4g**を合わせた調味液で和えます。**しょうが1g**を飾ります。

間食

1日15単位（1200キロカロリー）/炭水化物50％のモデル献立

	表1	表2	表3	表4	表5	表6	調味料	合計
間食の単位		0.5		0.8				1.3

● 牛乳　● みかん

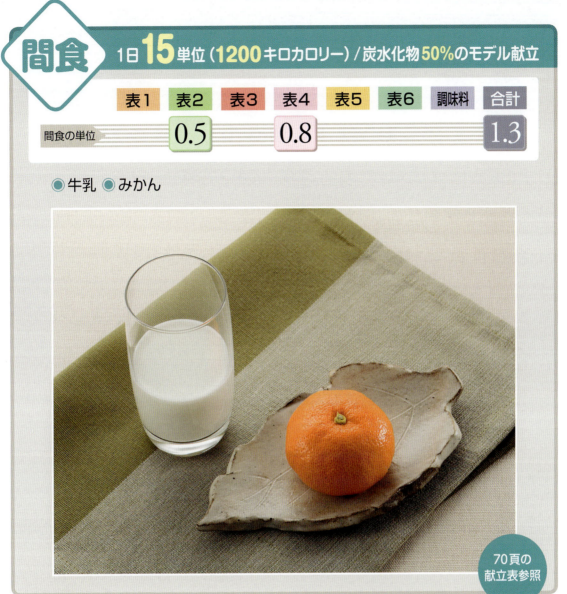

70頁の献立表参照

● 牛乳
牛乳は100mlにします．

● みかん
みかん100gを盛り付けます．

朝食

1日18単位（1440キロカロリー）/ 炭水化物60％のモデル献立

	表1	表2	表3	表4	表5	表6	調味料	合計
朝食の単位	3	0.5	1	0.8	0.5	0.4	0.1	6.3

- ごはん
- がんもどきと野菜の煮物
- こまつなとエリンギのソテー
- アメリカンチェリー
- 牛乳

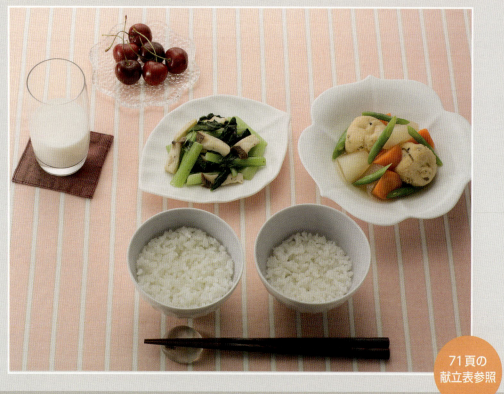

71頁の献立表参照

● ごはん
ごはん150gを盛り付けます．

● がんもどきと野菜の煮物
だいこん30g，にんじん20gを適当な大きさに切って，がんもどき40gとだし汁50ml，しょうゆ4g，砂糖2gで煮ます．最後にゆでたさやいんげん10gを加えます．

● こまつなとエリンギのソテー
こまつな60g，エリンギ20gをバター5gで炒めて，食塩0.2g，こしょう少々で味を付けます．

● アメリカンチェリー
アメリカンチェリー50gを盛り付けます．

● 牛乳
牛乳は90mlにします．

昼食

1日 18単位（1440キロカロリー）/ 炭水化物60%のモデル献立

表1	表2	表3	表4	表5	表6	調味料	合計
3		1		0.4	0.4	0.5	5.3

昼食の単位

- 蒸しずし
- しゅんぎくときくの花のお浸し
- なすの炒め煮
- えのきだけのすまし汁

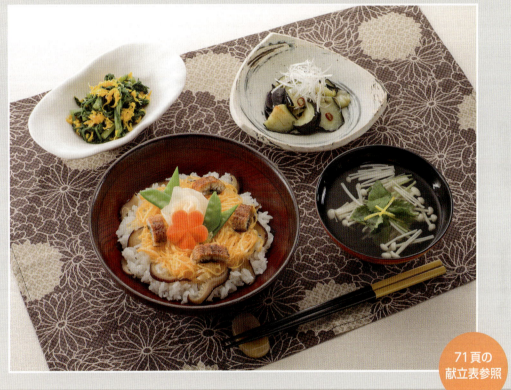

71頁の献立表参照

● 蒸しずし

ごはん150g, 酢18g, 砂糖4g, 食塩0.9gですしめしをつくります。甘たれ4g（砂糖1g, みりん1g, しょうゆ2g）をかけたうなぎ（かばやき）15g, 鶏卵25gでつくった錦糸卵, 干ししいたけのもどし汁30ml, しょうゆ2g, 砂糖2gで煮た干ししいたけ0.6gとゆでたさやえんどう5g, にんじん5gをすしめしに飾り, 蒸します。砂糖1g, 酢3g, 食塩0.1gで味付けした甘酢しょうが10gを添えます。

● しゅんぎくときくの花のお浸し

しゅんぎく40g, きくの花10gをゆでて, しょうゆ3gとだし汁5mlで和えます。

● なすの炒め煮

なす60g, とうがらし少々を植物油4gで炒めます。しょうゆ4g, 砂糖2g, だし汁20mlを合わせ, 煮ます。根深ねぎ10gを細い千切りにして盛り付けます。

● えのきだけのすまし汁

えのきだけ20gをだし汁100mlで煮ます。みりん1g, 食塩0.8g, しょうゆ2gを加えます。みつば3g, 細切りにしたゆずの皮を飾ります。

夕食

1日 18 単位（1440 キロカロリー）／炭水化物 60％のモデル献立

表1	表2	表3	表4	表5	表6	調味料	合計
3		1.5		0.1	0.4	0.2	5.2

夕食の単位

- 玄米ごはん
- 牛肉の冷しゃぶ
- きゅうりとわかめの酢の物
- アスパラガスともやしのさっと煮

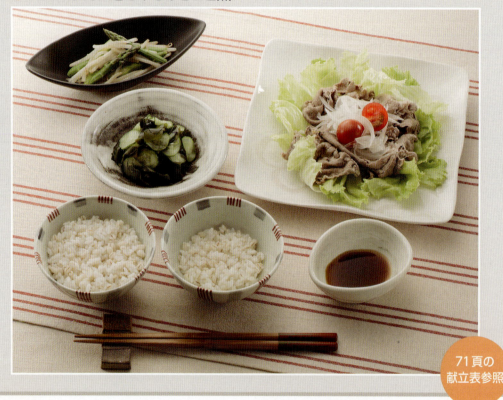

71頁の献立表参照

● 玄米ごはん
米と玄米2：1で炊いた**玄米ごはん150g**を盛り付けます。

● 牛肉の冷しゃぶ
牛もも肉60gは**日本酒4ml**をふりかけてゆでます。牛もも肉、**レタス20g**、水でさらした**たまねぎ10g**、**トマト10g**を盛り付けます。**ポン酢しょうゆ15g**（**しょうゆ6g**、**すだちの果汁4ml**、**だし汁5ml**）を添えます。

● きゅうりとわかめの酢の物
酢8g、**砂糖2g**、**しょうゆ1g**で合わせ酢をつくります。**食塩0.1g**で塩もみした**きゅうり30g**、**わかめ10g**を合わせ酢で和えます。

● アスパラガスともやしのさっと煮
アスパラガス20g、**もやし30g**を**だし汁40ml**、**砂糖2g**、**しょうゆ3g**で煮て、**ごま1g**をふりかけます。

間食

1日 18 単位（1440 キロカロリー）/ 炭水化物 60％のモデル献立

表1	表2	表3	表4	表5	表6	調味料	合計
間食の単位	0.5		0.8				1.3

- ミルクティー
- メロン

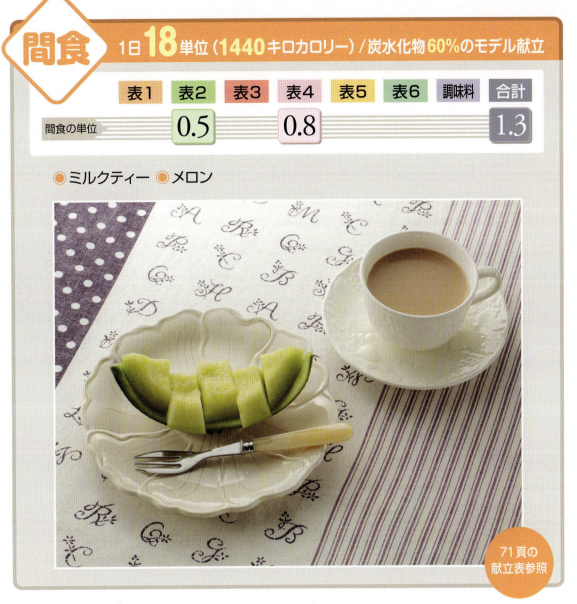

71頁の献立表参照

● **ミルクティー**
紅茶90mlに牛乳90mlを加えます．

● **メロン**
メロン100gを適当な大きさに切り，盛り付けます．

朝食 1日 **18**単位（1440キロカロリー）/ 炭水化物55％のモデル献立

	表1	表2	表3	表4	表5	表6	調味料	合計
朝食の単位	2	0.5	1	1	0.5	0.4		5.4

● トースト　● キャベツとソーセージのスープ煮　● バナナミルク

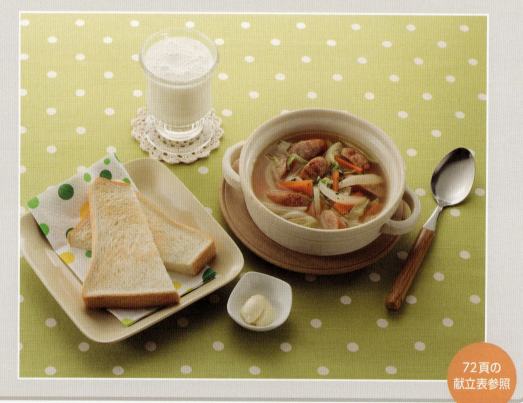

72頁の献立表参照

● **トースト**
食パン60gをトーストにして，マーガリン5gを添えます．

● **キャベツとソーセージのスープ煮**
キャベツ70g，にんじん20g，たまねぎ30g，ソーセージ30gを適当な大きさに切って，湯180mlで煮ます．**固形コンソメ2gとカレー粉少々**を入れて煮込みます．最後に刻んだ**パセリ少々**をふりかけます．

● **バナナミルク**
牛乳120mlとバナナ50gをミキサーにかけます．

昼食

1日18単位（1440キロカロリー）／炭水化物55%のモデル献立

	表1	表2	表3	表4	表5	表6	調味料	合計
昼食の単位	3.1		1.5			0.4	0.4	5.4

- 麦ごはん
- 青椒肉絲（チンジャオロウスー）
- はくさいのお浸し
- さといもの田楽

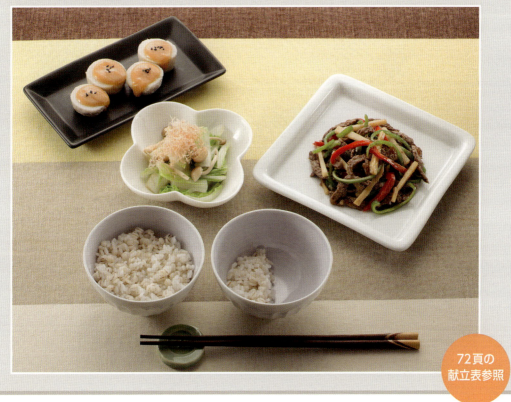

72頁の献立表参照

● 麦ごはん
米と押し麦を1：1で炊いた**麦ごはん125g**を盛り付けます．

● 青椒肉絲（チンジャオロウスー）
千切りにした**牛もも肉60g**，**たけのこ30g**，**ピーマン（青）20g**，**ピーマン（赤）10g**を炒めます．**オイスターソース1g**，**しょうゆ7g**，**中華だし1g**，**かたくり粉2g**，**こしょう少々**を加えて火を止めます．

● はくさいのお浸し
はくさい60gを切り，**しめじ10g**とゆで，**だし汁20ml**と**しょうゆ3g**を合わせた調味液に浸します．最後に**かつおぶし少々**をふりかけます．

● さといもの田楽
みそ6g，**砂糖3g**，**だし汁5ml**を合わせて火にかけ，田楽みそを作ります．**さといも70g**を蒸して田楽みそを塗り，**ごま少々**を飾ります．

夕食

1日 **18**単位（**1440**キロカロリー）／炭水化物**55**％のモデル献立

	表1	表2	表3	表4	表5	表6	調味料	合計
夕食の単位	3		2		0.5	0.4	0.3	6.2

- ごはん
- したびらめのハーブ焼き
- だいこんとがんもどきの炊き合わせ
- カリフラワーのピクルス

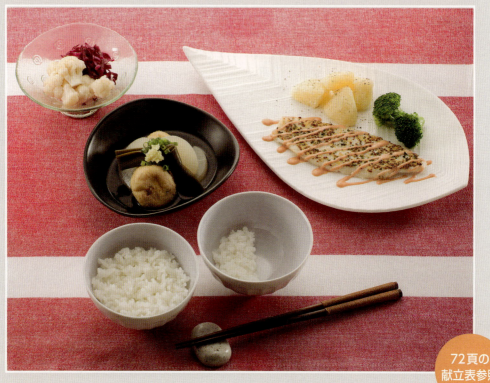

72頁の献立表参照

●ごはん
ごはん125gを盛り付けます．

●したびらめのハーブ焼き
食塩0.5g，こしょう少々をふったしたびらめ80gにマスタード5gを塗り，パセリ0.1g，バジル0.1gのみじん切りをふりかけて焼きます．マヨネーズ5gとトマトケチャップ7gを混ぜてオーロラソースを作り，焼きあがったしたびらめにかけます．

（付け合わせ）
じゃがいも50gを切り，蒸します．ブロッコリー20gをゆでます．

●だいこんとがんもどきの炊き合わせ
こんぶ12gを水で戻して結び，下ゆでしただいこん40g，油抜きしたがんもどき40gと，だし汁40ml，しょうゆ3g，食塩0.4g，みりん3gで煮ます．あさつき3g，しょうが少々を上に盛ります．

●カリフラワーのピクルス
カリフラワー60gと紫キャベツ10gをゆでて，酢4g，食塩0.4g，砂糖2gを合わせた調味液に浸します．

間食

1日 18 単位（1440 キロカロリー）／炭水化物 55％のモデル献立

	表1	表2	表3	表4	表5	表6	調味料	合計
間食の単位		0.5		0.5			0.1	1.1

● ブルーベリーのヨーグルトかけ

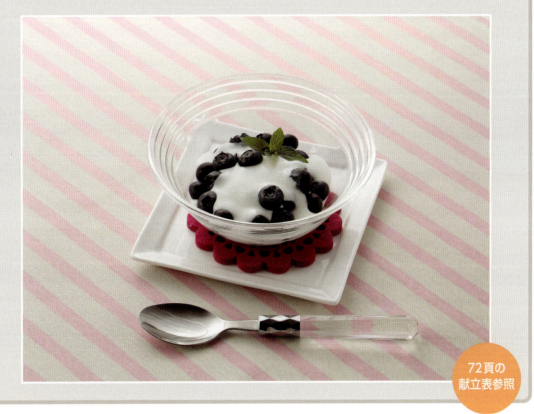

72頁の献立表参照

● ブルーベリーのヨーグルトかけ

ヨーグルト（全脂無糖）60g，ブルーベリー70g，砂糖2gを混ぜます．ミントの葉を飾ります．

朝食

1日 18 単位（1440 キロカロリー）／炭水化物 50％のモデル献立

	表1	表2	表3	表4	表5	表6	調味料	合計
朝食の単位	2	0.5	1	0.7	0.5	0.4		5.1

- トースト
- コールスローサラダ
- 野菜スープ
- メロンのヨーグルト和え

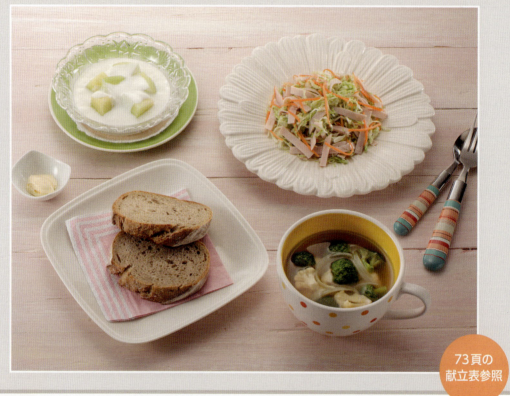

73頁の献立表参照

●トースト
らい麦パン60gをトーストにし、マーガリン5gを添えます。

●コールスローサラダ
キャベツ60g、にんじん10gを千切りにしてゆでます。ロースハム40gと合わせます。食塩0.5g、レモンの果汁5ml、だし汁5mlを混ぜ合わせたドレッシングをかけます。

●野菜スープ
カリフラワー30g、ブロッコリー20g、たまねぎ10gを切り、固形コンソメ2g、湯200mlで煮ます。食塩0.2g、こしょう少々で味を付けます。

●メロンのヨーグルト和え
メロン100gを一口大に切ります。ヨーグルト（全脂無糖）80gと混ぜ合わせます。

昼食

1日18単位（1440キロカロリー）／炭水化物50％のモデル献立

	表1	表2	表3	表4	表5	表6	調味料	合計
昼食の単位	2		2		0.5	0.4	0.5	5.4

- ごはん ● 牛肉のすき焼き ● だいこんの土佐酢かけ
- もやしとわかめの三杯酢

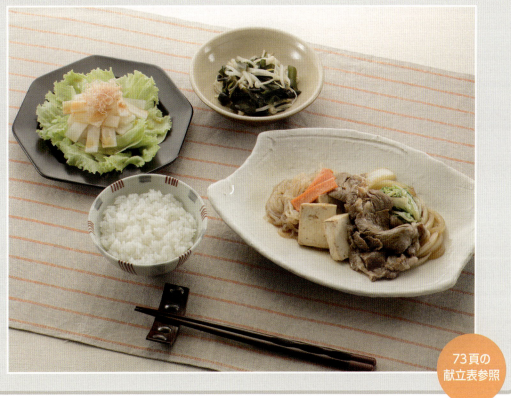

73頁の献立表参照

● ごはん
ごはん100gを盛り付けます．

● 牛肉のすき焼き
牛もも肉60g，たまねぎ20gを植物油5gで炒め，にんじん5g，しらたき50g，はくさい40g，焼きどうふ50gを加え，しょうゆ11g，砂糖8g，日本酒3mlの割り下を入れて煮ます．

● だいこんの土佐酢かけ
だいこん40g，レタス5g，かつおぶし0.3gを盛り付けます．しょうゆ5g，ゆずの果汁3ml，だし汁7mlを混ぜ合わせたドレッシングをかけます．

● もやしとわかめの三杯酢
わかめ10gを切り，もやし20g，えのきだけ20gをゆでて，酢3g，砂糖2g，しょうゆ1gを合わせた三杯酢で和えます．

夕食

1日18単位（1440キロカロリー）/ 炭水化物50%のモデル献立

表1	表2	表3	表4	表5	表6	調味料	合計
3		2		0.5	0.4	0.1	6.0

夕食の単位

- ごはん
- すずきの酒蒸し
- チンゲンサイのみそ炒め
- しめじとおくらのしょうゆ和え

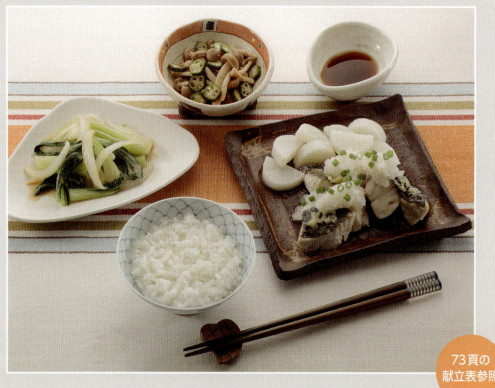

73頁の献立表参照

● ごはん
ごはん**100g**を盛り付けます。

● すずきの酒蒸し
すずき**120g**に**食塩0.2g**とおろした**しょうが2g**をかけて、**日本酒5ml**で蒸します。**やまのいも70g**も蒸します。すずきの上におろした**だいこん50g**をのせて、**あさつき3g**を散らします。**しょうゆ7g**と**すだちの果汁5ml**と**だし汁5ml**でポン酢しょうゆをつくります。

● チンゲンサイのみそ炒め
チンゲンサイ40g、**たまねぎ20g**を**植物油5g**で炒め、**みそ4g**と**だし汁5ml**を加えます。

● しめじとおくらのしょうゆ和え
しめじ50gと**おくら10g**をゆでて、**しょうゆ3g**で和えます。

間食 1日18単位（1440キロカロリー）/炭水化物50%のモデル献立

	表1	表2	表3	表4	表5	表6	調味料	合計
間食の単位		0.5		0.8			0.2	1.5

● ミルクゼリー

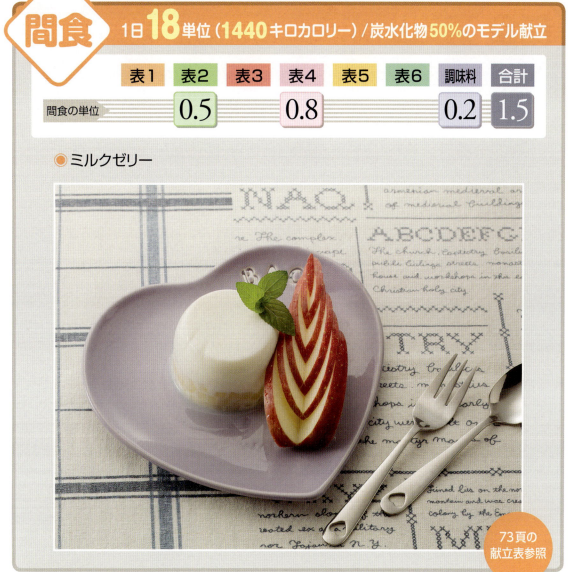

73頁の献立表参照

● ミルクゼリー

りんご75gの半量を電子レンジで熱し角切りにします．**寒天0.25g**を水でふやかし，**牛乳90ml**, **砂糖4g**を加えて，火にかけて溶かします．角切りにしたりんごを加えます．型に流し入れて，冷やして固めます．残りのりんごを飾り切りにして添えて，**ミントの葉**を飾ります．

15単位
60%
55%
50%

18単位
60%
55%
50%

20単位
60%
55%
50%

23単位
60%
55%
50%

25単位
60%
55%
50%

朝食 1日20単位（1600キロカロリー）/炭水化物60%のモデル献立

	表1	表2	表3	表4	表5	表6	調味料	合計
朝食の単位	3		1	1.5	0.4	0.4	0.3	6.6

● フランスパン　● ハムと野菜の盛り合わせ　● ヨーグルトのはちみつかけ
● かぼちゃのポタージュ

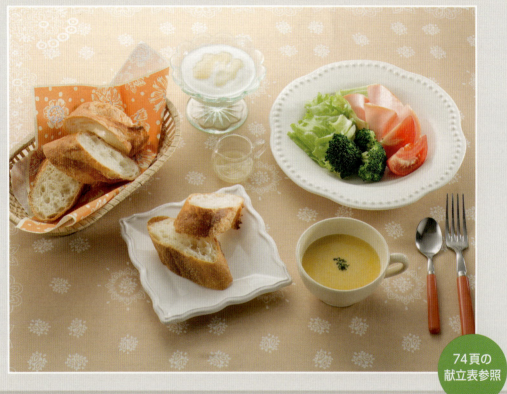

74頁の献立表参照

● フランスパン
フランスパン**75g**を盛り付けます．

● ハムと野菜の盛り合わせ
適当な大きさに切った**ロースハム40g**，**レタス20g**，ゆでた**ブロッコリー30g**，**トマト40g**を盛り合わせます．**ドレッシング6g**を添えます．

● ヨーグルトのはちみつかけ
ヨーグルト（全脂無糖）130gに**はちみつ7g**をかけます．

● かぼちゃのポタージュ
たまねぎ15gを細切りにし**バター1g**で炒めます．水30mlと**西洋かぼちゃ45g**，**固形コンソメ0.8g**を加え煮ます．ミキサーにかけ，**牛乳50ml**，**食塩0.1g**，**こしょう少々**を加えて温め，**パセリ少々**を散らします．

昼食

1日**20**単位（**1600**キロカロリー）／炭水化物**60%**のモデル献立

	表1	表2	表3	表4	表5	表6	調味料	合計
昼食の単位	3	0.5	1.5		0.3	0.4	0.4	6.1

- 玄米ごはん
- だし巻き卵ときんぴら
- こまつなのお浸し
- とうふとわかめのみそ汁
- マスカット

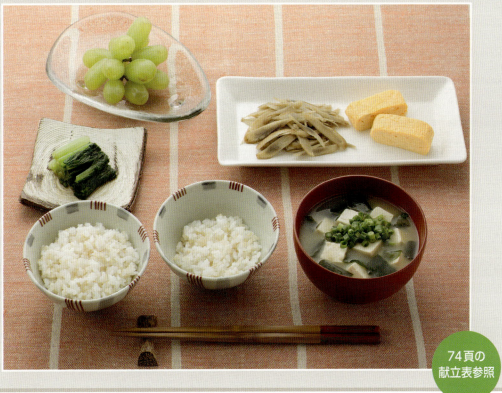

74頁の献立表参照

● 玄米ごはん
米と玄米2:1で炊いた**玄米ごはん150g**を盛り付けます．

● だし巻き卵ときんぴら
鶏卵50gと**だし汁20ml**，**食塩0.2g**，**しょうゆ0.5g**を合わせて溶きほぐします．**植物油2g**で焼きながら巻きます．ささがきにした**ごぼう40g**を**植物油0.5g**で炒めて，**砂糖1g**，**しょうゆ1.5g**を加えます．

● こまつなのお浸し
こまつな80gはゆでて適当な大きさに切って，**しょうゆ3g**と**だし汁3ml**で和えます．

● とうふとわかめのみそ汁
とうふ（もめん）50gを適当な大きさに切って，**だし汁150ml**で煮ます．**みそ12g**を溶かし入れます．**わかめ10g**を加えて，**葉ねぎ5g**を小口切りにして盛り付けます．

● マスカット
マスカット75gを盛り付けます．

夕食

1日20単位（1600キロカロリー）／炭水化物60％のモデル献立

	表1	表2	表3	表4	表5	表6	調味料	合計
夕食の単位	4		2		0.3	0.4	0.1	6.8

- ごはん
- さけのバター焼き
- はくさいとひじきの和え物
- かぶとソーセージのスープ煮

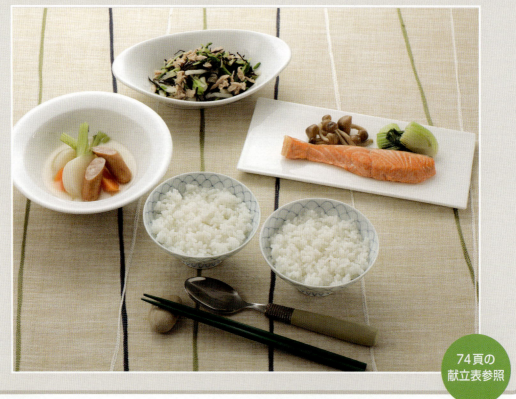

74頁の献立表参照

●ごはん
ごはん200gを盛り付けます．

●さけのバター焼き
さけ60gに食塩0.3g，こしょう少々をふり，バター2gで焼きます．
（付け合わせ）
適当な大きさに切ったチンゲンサイ25g，小房にしたしめじ20gをバター1gで炒め，固形コンソメ0.6g，食塩0.1g，こしょう少々で味を付けます．

●はくさいとひじきの和え物
ひじき2gをもどし，適当な大きさに切ったはくさい40g，とうみょう15gとゆで，まぐろ（缶詰油漬）15g，しょうゆ3g，酢3g，砂糖1gで和えます．

●かぶとソーセージのスープ煮
ソーセージ15g，にんじん10g，かぶ40gを切り，固形コンソメ0.5g，湯80mlで煮ます．食塩0.1gを加えます．

間食

1日20単位（1600キロカロリー）/炭水化物60％のモデル献立

表1	表2	表3	表4	表5	表6	調味料	合計
	0.5						0.5

間食の単位

● びわ

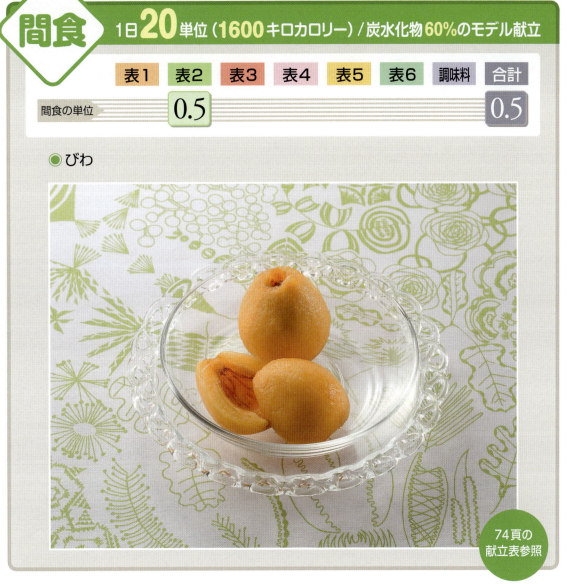

74頁の献立表参照

15単位
60％
55％
50％

18単位
60％
55％
50％

20単位
60％
55％
50％

23単位
60％
55％
50％

25単位
60％
55％
50％

● びわ

びわ100gを盛り付けます．

朝食 1日20単位（1600キロカロリー）/炭水化物55％のモデル献立

	表1	表2	表3	表4	表5	表6	調味料	合計
朝食の単位	3	0.5	1		0.6	0.4	0.1	5.6

- ごはん ● 冷や奴 ● 焼きなすのお浸し
- ベーコンとアスパラガスときのこの炒め物 ● すいか

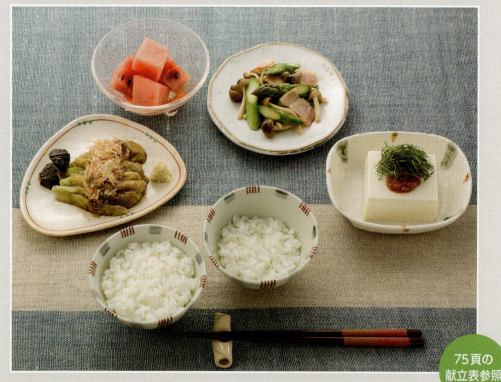

75頁の献立表参照

● ごはん
ごはん150gを盛り付けます．

● 冷や奴
梅肉5g，みりん2g，しょうゆ1gを合わせてひと煮立ちさせます．細切りにしたしそとともに，とうふ（きぬごし）140gに添えます．

● 焼きなすのお浸し
なす80gを焼いて皮をむき，すりおろしたしょうが少々を添え，かつおぶし少々としょうゆ3gをかけます．

● ベーコンとアスパラガスときのこの炒め物
適当な大きさに切ったベーコン10gとアスパラガス40g，小房に分けたしめじ20gを植物油1gで炒めます．しょうゆ2g，食塩0.1gを加えて味を付けます．

● すいか
すいか100gを適当な大きさに切って盛り付けます．

昼食

1日**20**単位（**1600**キロカロリー）／炭水化物**55**％のモデル献立

	表1	表2	表3	表4	表5	表6	調味料	合計
昼食の単位	3		2		0.4	0.4	0.2	6.0

- 茶そば ● あゆの姿焼き ● キャベツの塩こんぶ和え
- かぼちゃのにんにく炒め

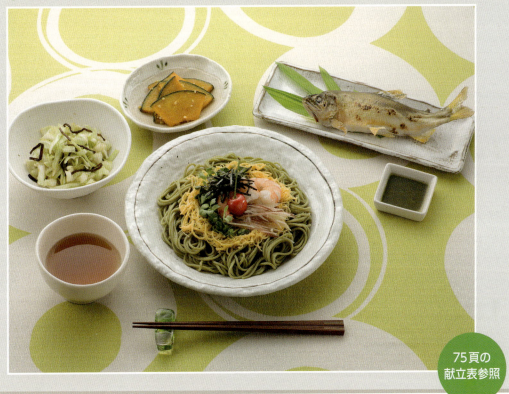

75頁の献立表参照

● 茶そば

そば（ゆで）150gを盛ります．鶏卵25gを植物油0.5gで薄焼きにして，千切りにしてのせます．ブラックタイガー50gをゆでます．かいわれだいこん10g，みょうが15g，のり少々，さくらんぼ1粒をのせます．だし汁50mlに，砂糖1g，みりん2g，しょうゆ4g，食塩0.2gを加えて，一度煮立たせためんつゆを添えます．

● あゆの姿焼き

あゆ80gに食塩0.5gをふって焼きます．たで酢5g（たで数枚，酢4g）を添えます．

● キャベツの塩こんぶ和え

キャベツ80gを細切りにして，塩こんぶ2g，しょうゆ1gと和えます．

● かぼちゃのにんにく炒め

西洋かぼちゃ45gを薄切りにして，オリーブ油3gでにんにく少々と炒めて，食塩0.2g，こしょう少々で味を付けます．

夕食 1日20単位（1600キロカロリー）／炭水化物55％のモデル献立

	表1	表2	表3	表4	表5	表6	調味料	合計
夕食の単位	3		2		0.5	0.4	0.5	6.4

- 麦ごはん
- 牛肉と野菜のオイスターソース炒め
- 涼拌三絲（リャンバンサンスー）
- わかめスープ

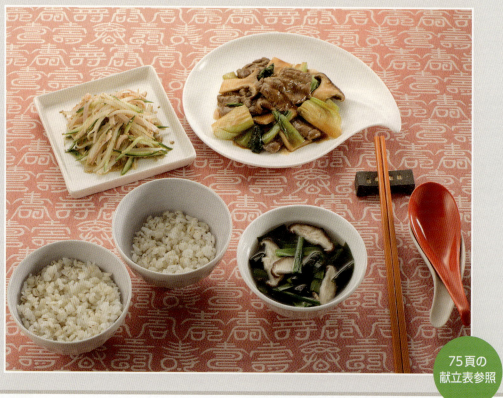

75頁の献立表参照

●麦ごはん
米と押し麦1：1で炊いた**麦ごはん150g**を盛り付けます．

●牛肉と野菜のオイスターソース炒め
適当な大きさに切った**牛もも肉60g**，**チンゲンサイ60g**，**エリンギ30g**を**植物油3g**で炒めます．**オイスターソース12g**，**砂糖1.5g**，**みりん2g**，**しょうゆ3g**を合わせて加えます．

●涼拌三絲（リャンバンサンスー）
もやし40gをゆでます．細切りにした**きゅうり10g**と**ロースハム20g**，ゆでたもやしに，**ごま1.5g**，**ごま油1g**，**砂糖1g**，**酢3g**，**しょうゆ2g**を合わせた調味液を加えます．

●わかめスープ
中華だし汁100mlで，適当な大きさに切った**しいたけ10g**，**にら10g**，**わかめ10g**を煮ます．**食塩0.4g**，**しょうゆ0.5g**，**こしょう少々**を加え，味を付けます．

糖尿病モデル献立集

間食 1日20単位（1600キロカロリー）/ 炭水化物55％のモデル献立

	表1	表2	表3	表4	表5	表6	調味料	合計
間食の単位		0.5		1.5				2.0

● バナナジュース

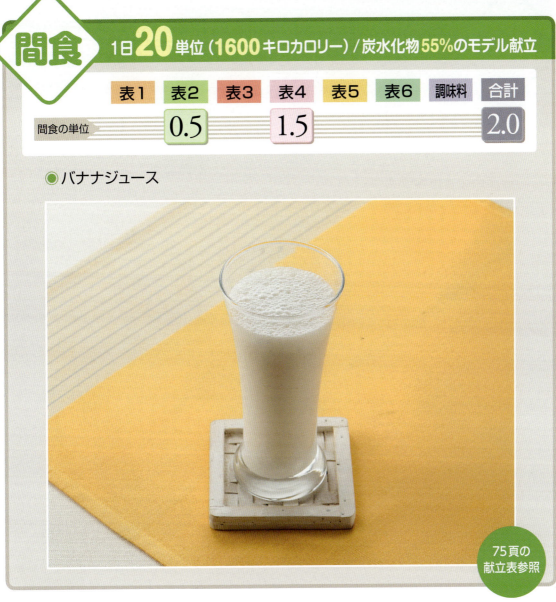

75頁の献立表参照

● バナナジュース

牛乳130ml，ヨーグルト（全脂無糖）50g，バナナ50gをミキサーにかけます．

朝食 1日20単位（1600キロカロリー）/ 炭水化物50%のモデル献立

表1	表2	表3	表4	表5	表6	調味料	合計
2	0.4	2		0.1	0.4	0.1	5.0

朝食の単位

- ロールパン
- 目玉焼き
- とり肉と野菜のトマト煮込み
- キウイフルーツ

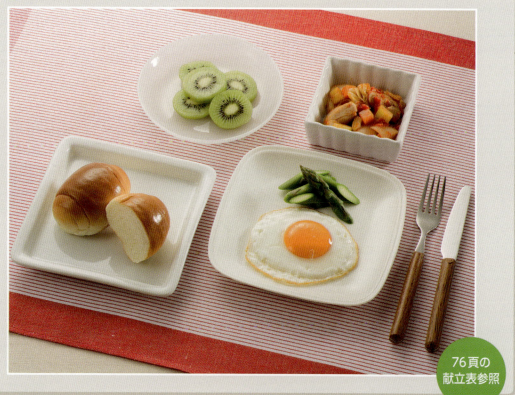

76頁の献立表参照

● ロールパン
ロールパン50gを盛り付けます。

● 目玉焼き
鶏卵50gを植物油1gで目玉焼きにします。アスパラガス20gをゆでて添えます。食塩0.2gをふって、味を付けます。

● とり肉と野菜のトマト煮込み
湯60mlに、適当な大きさに切ったとりもも肉（皮付き）40g、キャベツ30g、たまねぎ20g、にんじん10g、トマト40g、セロリー10gと、固形コンソメ0.5gを加えて煮込みます。トマトケチャップ6g、食塩0.2gで味を付けます。

● キウイフルーツ
キウイフルーツ60gを盛り付けます。

昼食

1日20単位（1600キロカロリー）/ 炭水化物50%のモデル献立

	表1	表2	表3	表4	表5	表6	調味料	合計
昼食の単位	3	0.1	2		0.1	0.4	0.6	6.2

- ごはん
- ぶりの塩焼き
- れんこんのきんぴら
- きょうなの酢みそかけ

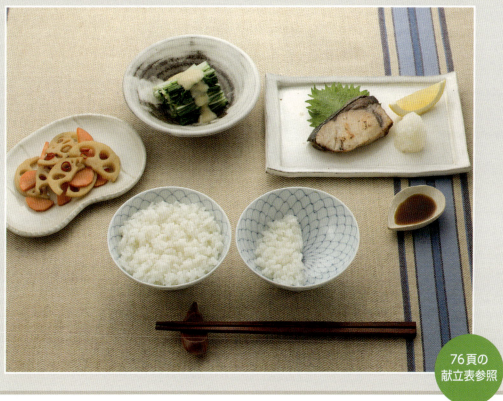

76頁の献立表参照

● ごはん
ごはん125gを盛り付けます．

● ぶりの塩焼き
ぶり60gに食塩0.5gをふって焼きます．だいこん30gをおろしにして，しそ1枚，レモン10g，しょうゆ5gとともに添えます．

● れんこんのきんぴら
植物油1gでとうがらし少々を炒めて，半月切りにしたれんこん60g，にんじん30gをさらに炒め，しょうゆ4g，みりん2g，砂糖1gで味を付けます．

● きょうなの酢みそかけ
きょうな60gをゆでて適当な大きさに切ります．みそ8g，みりん2g，砂糖1g，酢4gを混ぜ合わせて，きょうなにかけます．

夕食

1日20単位（1600キロカロリー）／炭水化物50%のモデル献立

	表1	表2	表3	表4	表5	表6	調味料	合計
夕食の単位	3		2		1.3	0.4	0.1	6.8

● ごはん　● とうふのステーキ　● マカロニサラダ　● オニオンスープ

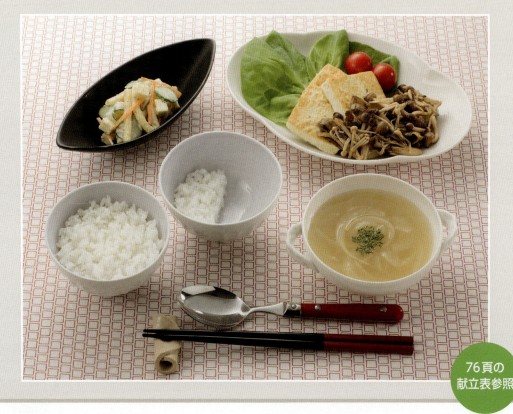

76頁の献立表参照

● ごはん
ごはん125gを盛り付けます。

● とうふのステーキ
とうふ（もめん）150gを水きりし、食塩0.3g、こしょう少々をふります。オリーブ油2gでとうふ（もめん）を焼きます。焼いたとうふ（もめん）をとりだして、しめじ20g、まいたけ20g、えのきだけ30gを炒め、しょうゆ6g、みりん2gを加えます。トマト30g、サラダ菜15gとともに盛り付けます。

● マカロニサラダ
マカロニ（干し）10gをゆでます。適当な大きさに切ったきゅうり10g、にんじん5g、プロセスチーズ10gとともにマヨネーズ10g、食塩0.2g、こしょう少々で和えます。

● オニオンスープ
たまねぎ50gをバター1gで炒めます。湯100ml、固形コンソメ0.8gを加えて煮ます。食塩0.3g、こしょう少々を加えて、刻んだパセリ少々を散らします。

間食

1日20単位（1600キロカロリー）/炭水化物50%のモデル献立

	表1	表2	表3	表4	表5	表6	調味料	合計
間食の単位		0.5		1.5				2.0

● 牛乳　● あまなつみかん

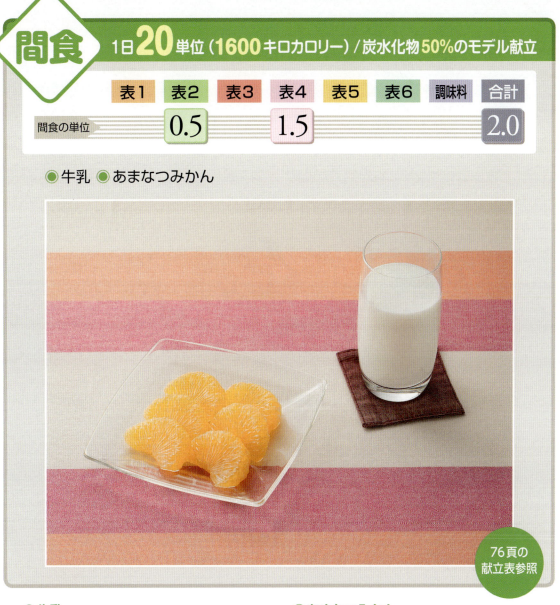

76頁の献立表参照

● 牛乳
牛乳は180mlにします．

● あまなつみかん
あまなつみかん100gを盛り付けます．

朝食

1日23単位（1840キロカロリー）/ 炭水化物60%のモデル献立

表1	表2	表3	表4	表5	表6	調味料	合計
4	0.5	1		1	0.4		6.9

朝食の単位

● オープンサンドイッチ　● くだもの　● コーヒー

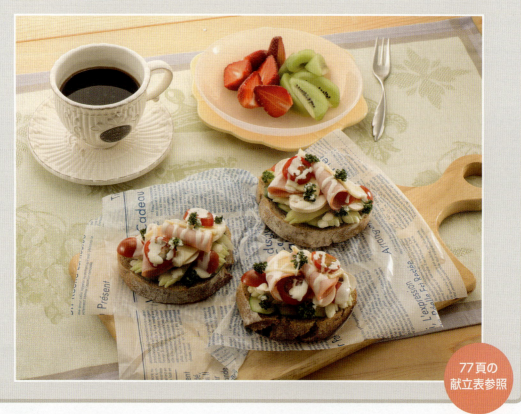

77頁の献立表参照

● オープンサンドイッチ
らい麦パン120gを3枚に切ります。ボンレスハム30g、プロセスチーズ10g、トマト45g、パセリ2gを適当な大きさに切ります。薄切りにしたセロリー20g、きゅうり25g、マッシュルーム20gに食塩0.5gと酢5gをふります。それらをパンにのせて、その上からマヨネーズ10gとこしょう少々をかけます。

● くだもの
いちご50gとキウイフルーツ50gを切って盛り合わせます。

● コーヒー
コーヒーをいれます。

昼食

1日23単位（1840キロカロリー）/ 炭水化物60%のモデル献立

	表1	表2	表3	表4	表5	表6	調味料	合計
昼食の単位	4		2			0.4	0.4	6.8

- 麦ごはん
- さわらの漬け焼き
- なのはなのからし和え
- おくらとわかめの二杯酢
- とろろ汁

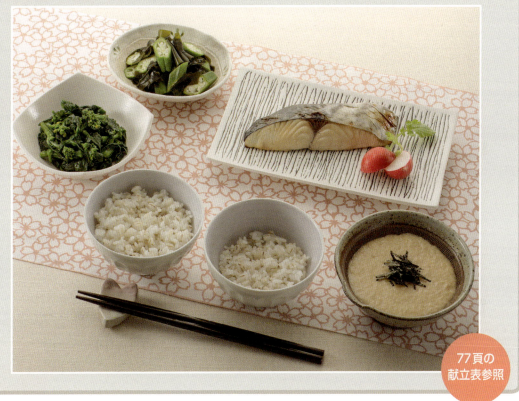

77頁の献立表参照

● 麦ごはん
米と押し麦2：1で炊いた**麦ごはん150g**を盛り付けます．

● さわらの漬け焼き
さわら80gに**しょうゆ2g**と**みりん2g**を合わせた調味液を塗り，焼きます．**二十日だいこん20g**を適当な大きさに切って添えます．

● なのはなのからし和え
なばな60gをゆでて，**からし2g**，**しょうゆ3g**と**だし汁5ml**で和えます．

● おくらとわかめの二杯酢
おくら40gをゆでて切って，**わかめ（もどし）10g**を適当な大きさに切ります．**酢5g**と**食塩0.5g**を合わせてかけます．

● とろろ汁
やまのいも70gをすりおろして，**みそ10g**と合わせて**だし汁**で適宜伸ばして，**のり**少々をのせます．

夕食

1日23単位（1840キロカロリー）/ 炭水化物60%のモデル献立

	表1	表2	表3	表4	表5	表6	調味料	合計
夕食の単位	4		2		0.5	0.4		6.9

- ごはん
- とり肉のソテー マスタードソースかけ
- かぶの煮物
- 半月卵の吸い物

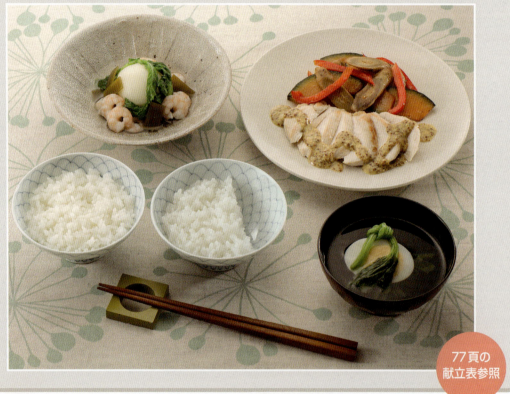

77頁の献立表参照

● ごはん
ごはん175gを盛り付けます。

● とり肉のソテーマスタードソースかけ
とりむね肉（皮なし）80gに食塩0.5gをふって、植物油5gで焼いて、粒マスタード10gをかけます。

（付け合わせ）
西洋かぼちゃ45g、ごぼう20g、パプリカ15gを薄切りにして焼きます。

● かぶの煮物
もどしたこんぶ10gを適当な大きさに切って、かぶ60gの上にのせ、だし汁100mlに日本酒少々と食塩0.2gを加えて煮ます。さらにしばえび50gとかぶ葉15gを加えます。

● 半月卵の吸い物
鶏卵50gをゆでてその半分（25g）を盛ります。その上に結んだみつば10gを飾って、だし汁140mlに食塩0.5gとしょうゆ2gで味を付けて注ぎます。

間食

1日23単位（1840キロカロリー）/ 炭水化物60%のモデル献立

表1	表2	表3	表4	表5	表6	調味料	合計
間食の単位	0.5		1.5			0.3	2.3

● ラッシー ● くだものと緑茶羹（りょくちゃかん）

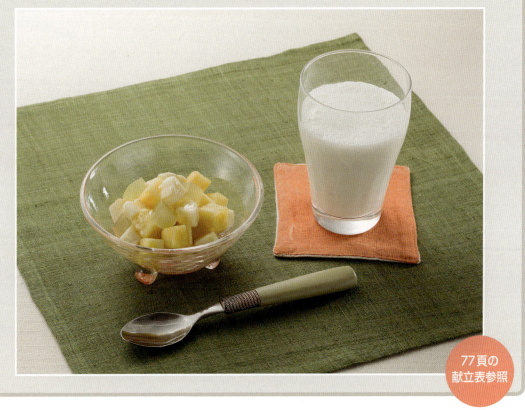

77頁の献立表参照

● ラッシー
牛乳95mlとヨーグルト（全脂無糖）85g、砂糖2g、レモンの果汁5mlを合わせてよく混ぜます。

● くだものと緑茶羹（りょくちゃかん）
緑茶30mlに粉寒天0.2gを溶かし、型に入れて固めます。バナナ30g、パイナップル35gと緑茶羹を角切りにして盛り合わせ、はちみつ6gをかけます。

朝食

1日23単位（1840キロカロリー）/ 炭水化物55%のモデル献立

	表1	表2	表3	表4	表5	表6	調味料	合計
朝食の単位	3	0.5	2		0.3	0.4		6.2

● おにぎり ● とり肉のしのび焼き ● あおさ汁 ● グレープフルーツ

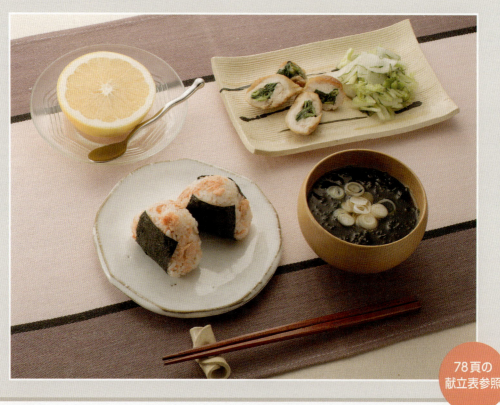

78頁の献立表参照

● おにぎり
さけ30gを焼きほぐして，ごはん150gに混ぜます．それをおにぎりにして，のり1gを巻きます．

● とり肉のしのび焼き
包丁で薄く開いたとりもも肉（皮付き）60gを，あさつき20gを芯にして巻きます．植物油3gで焼いて，日本酒2mlとしょうゆ2gを加えて煮絡めます．

（付け合わせ）
かぶ60gとキャベツ40gを切り，しそ1枚を千切りにして，食塩0.2gで浅漬けにします．

● あおさ汁
あおさ3gと小口切りにした根深ねぎ10gを椀に盛って，だし汁150mlにしょうゆ4gを加えて椀に注ぎます．

● グレープフルーツ
グレープフルーツ100gを盛り付けます．

昼食

1日23単位（1840キロカロリー）/炭水化物55%のモデル献立

	表1	表2	表3	表4	表5	表6	調味料	合計
昼食の単位	4		2	0.5	0.9	0.4	0.2	8.0

● パン　● シーフードマリネ　● ルッコラのサラダ　● ビシソワーズ

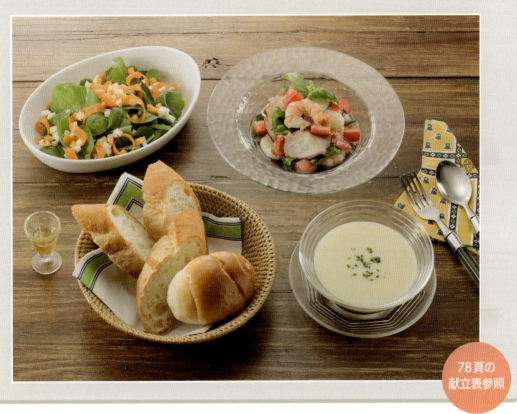

78頁の献立表参照

● パン
フランスパン60gとロールパン25gにはちみつ6gを添えます。

● シーフードマリネ
ほたてがい（貝柱）40gとゆでだこ40gを薄切りにして、トマト40gを角切りにします。ブラックタイガー50gをゆでてそぎ切りにします。バジル5g、にんにく3gをすり下ろした汁、食塩0.5g、こしょう少々、酢12g、オリーブ油6gを混ぜ合わせてかけます。

● ルッコラのサラダ
ルッコラ30gを適当な大きさに切り、にんじん15gを薄切りにし、鶏卵25gをゆでて荒みじん切りにしたものと混ぜます。オリーブ油3g、食塩0.4g、酢6g、こしょう少々を混ぜ合わせてかけます。

● ビシソワーズ
じゃがいも100gとたまねぎ25gを薄切りにして、鳥がらだし汁150mlで煮て、ミキサーにかけます。牛乳60mlとこしょう少々を加えて冷やします。パセリ少々を散らします。

夕食 1日23単位（1840キロカロリー）/ 炭水化物55%のモデル献立

	表1	表2	表3	表4	表5	表6	調味料	合計
夕食の単位	4		2		0.3	0.4	0.5	7.2

- 玄米ごはん
- かれいの煮付け
- 豚肉とセロリーの甘酢和え
- こんにゃくとピーマンの炒め煮
- だいこんとあぶらあげのみそ汁

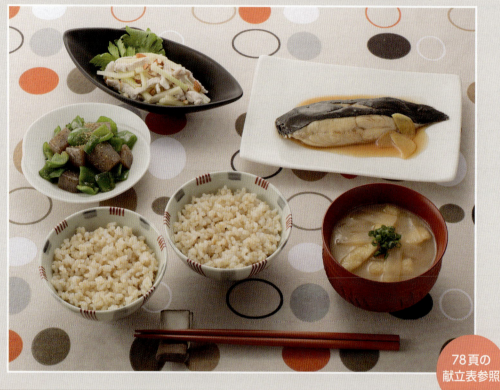

78頁の献立表参照

● 玄米ごはん
玄米ごはん**200g**を盛り付けます。

● かれいの煮付け
かれい**80g**に薄切りにした**しょうが10g**, **しょうゆ3g**, **日本酒3ml**を加えて煮ます。

● 豚肉とセロリーの甘酢和え
豚もも肉30gをゆでて, **セロリー40g**とともに細切りにして, **食塩0.5g**, **みりん6g**, **酢5g**で和えます。**アーモンド3g**を砕いて散らします。

● こんにゃくとピーマンの炒め煮
こんにゃく50g, **ピーマン40g**を角切りにして, **ごま油1g**で炒めて, **しょうゆ3g**で煮ます。**山椒粉少々**をふりかけます。

● だいこんとあぶらあげのみそ汁
だいこん30g, **あぶらあげ10g**を短冊に切って, **だし汁150ml**で煮ます。**みそ10g**を溶かし入れて, **あさつき3g**を散らします。

間食

1日23単位（1840キロカロリー）/ 炭水化物55％のモデル献立

表1	表2	表3	表4	表5	表6	調味料	合計
	0.5		1			0.1	1.6

間食の単位

● マンゴーシャーベット

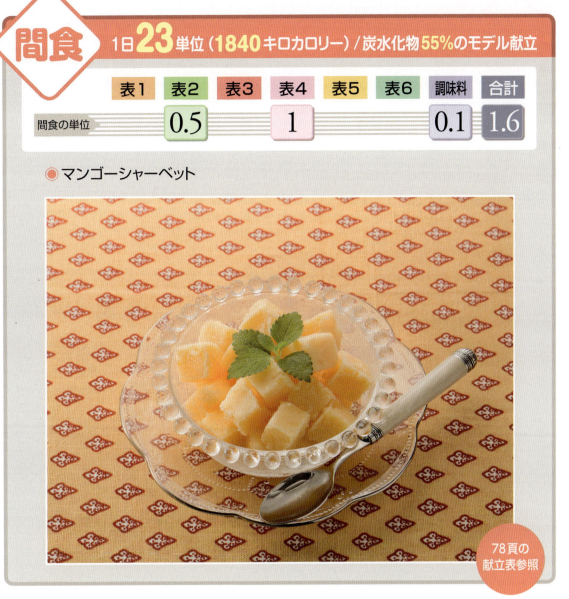

78頁の献立表参照

● マンゴーシャーベット

マンゴー75g，牛乳120ml，砂糖2g，アーモンドエッセンス少々を合わせてミキサーにかけます．冷凍庫で凍らせて，適当な大きさに切って，レモンバーム少々を添えます．

朝食

1日23単位（1840キロカロリー）/ 炭水化物50%のモデル献立

	表1	表2	表3	表4	表5	表6	調味料	合計
朝食の単位	3	0.5	2		0.3	0.4	0.3	6.5

- ごはん
- 磯巻き卵
- モロヘイヤの納豆和え
- 切干しだいこんのはりはり漬け
- すいか

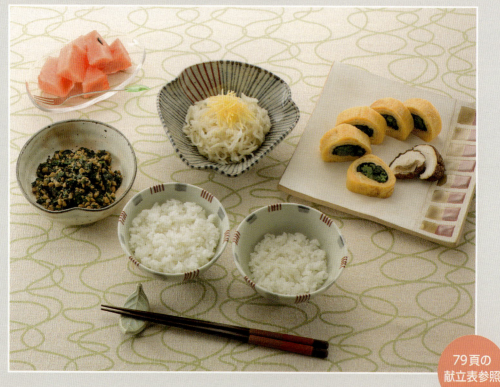

79頁の献立表参照

● ごはん
ごはん150gを盛り付けます.

● 磯巻き卵
鶏卵75gに食塩0.3gとみりん4gを混ぜ合わせて, 植物油3gで薄焼きにします. こまつな30gをゆでます. 薄焼き卵, のり, こまつなの順にのせて巻き, 適当な厚さに切ります.

（付け合わせ）
しいたけ20gを網焼きにして添えます.

● モロヘイヤの納豆和え
モロヘイヤ40gをゆでて細かく切って, たたいた納豆20gとしょうゆ3g, だし汁5mlで和えます.

● 切干しだいこんのはりはり漬け
もどした切干しだいこん25gを適当な長さに切って, 砂糖4g, 酢7g, しょうゆ1gに漬けます. レモンの皮少々を針状に切ってのせます.

● すいか
すいか100gを盛り付けます.

糖尿病モデル献立集

昼食 1日23単位（1840キロカロリー）/炭水化物50%のモデル献立

	表1	表2	表3	表4	表5	表6	調味料	合計
昼食の単位	3		2		0.7	0.4	0.2	6.3

● チャーハン　● とうふとトマトのごま酢かけ　● 中華スープ

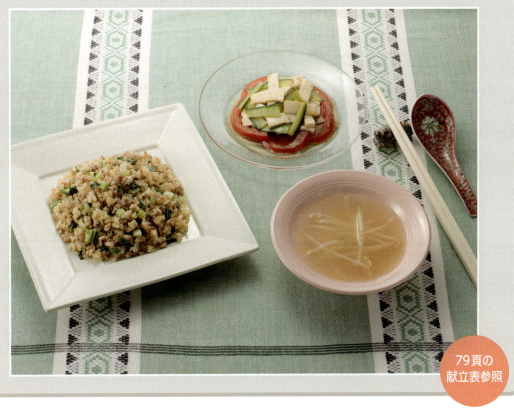

79頁の献立表参照

● チャーハン
すりおろした**にんにく3g**と**しょうが3g**を**植物油6g**で炒め、**豚ひき肉60g**、みじん切りにした**チンゲンサイ30g**と**根深ねぎ10g**をさらに炒めます。**玄米ごはん150g**を加え、**オイスターソース15g**で味を付けます。

● とうふとトマトのごま酢かけ
とうふ（もめん）50gと**きゅうり25g**を短冊に切って、**ごま油1g**、**しょうゆ5g**、**酢3g**で和えて、薄切りにした**トマト40g**にかけます。

● 中華スープ
もやし15gを**中華だし汁150ml**で煮ます。**山椒粉少々**をふりかけます。

夕食

1日23単位（1840キロカロリー）／炭水化物50％のモデル献立

表1	表2	表3	表4	表5	表6	調味料	合計
4		3		0.5	0.4	0.3	8.2

夕食の単位

- 玄米ごはん
- たちうおの香味焼き
- 夏野菜のみそ炒め
- 焼きとうもろこしと焼きそら豆
- おくらの吸い物

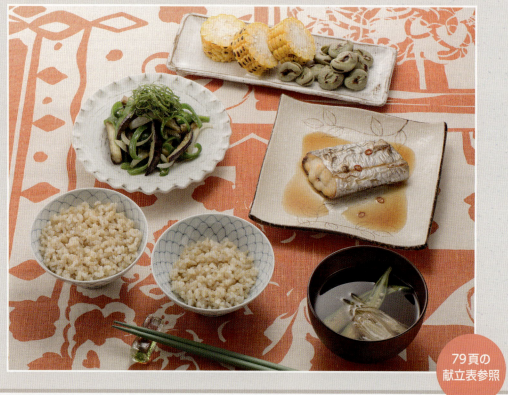

79頁の献立表参照

● 玄米ごはん
玄米ごはん150gを盛り付けます．

● たちうおの香味焼き
酢10g，しょうゆ5g，日本酒2ml，しょうが5gとにんにく3gをすりおろした汁，薄く輪切りにしたとうがらし少々を合わせた調味液に，たちうお90gを漬けて焼きます．

● 夏野菜のみそ炒め
なす40g，ピーマン30g，たまねぎ30gを細切りにして，植物油5gで炒めて，だし汁10mlにみそ4g，砂糖3gを溶いて味を付けます．千切りにしたしそ2枚をのせます．

● 焼きとうもろこしと焼きそら豆
とうもろこし50g（芯付き72g）とそら豆30g（皮付き40g）を焼きます．

● おくらの吸い物
おくら15g，みょうが5gを縦に切って，だし汁150mlで煮て，しょうゆ2g，食塩0.3gで味を付けます．

糖尿病モデル献立集

間食

1日**23**単位（**1840**キロカロリー）/炭水化物**50**%のモデル献立

	表1	表2	表3	表4	表5	表6	調味料	合計
間食の単位		0.5		1.5				2.0

● コーヒー牛乳　● フルーツカクテル

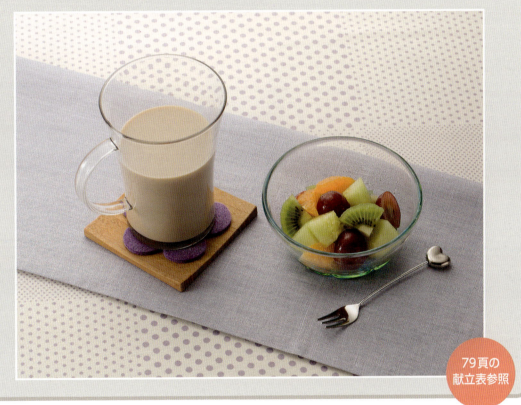

79頁の献立表参照

● コーヒー牛乳
牛乳180mlにコーヒーを加えます．

● フルーツカクテル
バレンシアオレンジ20g，メロン20g，ぶどう30g，キウイフルーツ15gを切って盛り付けます．

15単位
- 60%
- 55%
- 50%

18単位
- 60%
- 55%
- 50%

20単位
- 60%
- 55%
- 50%

23単位
- 60%
- 55%
- **50%**

25単位
- 60%
- 55%
- 50%

朝食

1日 25 単位（2000 キロカロリー）/ 炭水化物 60% のモデル献立

	表1	表2	表3	表4	表5	表6	調味料	合計
朝食の単位	4		2			0.4	0.3	6.7

- 麦ごはん
- 焼きあつあげ
- さやいんげんの土佐和え
- なすのみそ汁

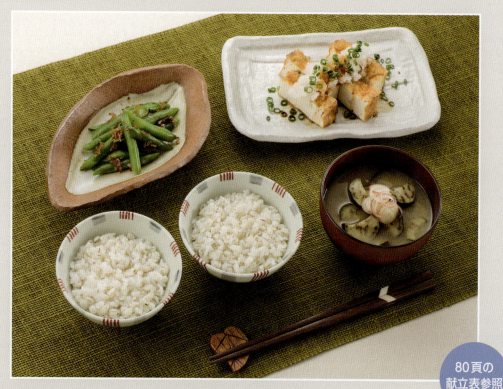

80頁の献立表参照

●麦ごはん
米と押し麦1：1で炊いた**麦ごはん200g**を盛り付けます。

●焼きあつあげ
生あげ120gの両面を焼いて，適当な大きさに切ります。**だいこん40g**をおろしにします。**葉ねぎ2g**を小口切りにします。だいこんと葉ねぎを生あげに添えて，**しょうゆ5g**をかけます。

●さやいんげんの土佐和え
さやいんげん40gをゆでて適当な大きさに切ります。さやいんげんに**かつおぶし少々**と**しょうゆ2g**を和えます。

●なすのみそ汁
なす40gを一口大に切ります。**だし汁150ml**になすを入れて煮ます。**みそ10g**を溶かし入れます。**みょうが2g**を薄く輪切りにして盛り付けます。

昼食

1日25単位（2000キロカロリー）/ 炭水化物60％のモデル献立

	表1	表2	表3	表4	表5	表6	調味料	合計
昼食の単位	4		2		0.6	0.4	0.1	7.1

● ごはん　● たらのソテー　● にんじんとハムのサラダ　● ひじきの炒り煮

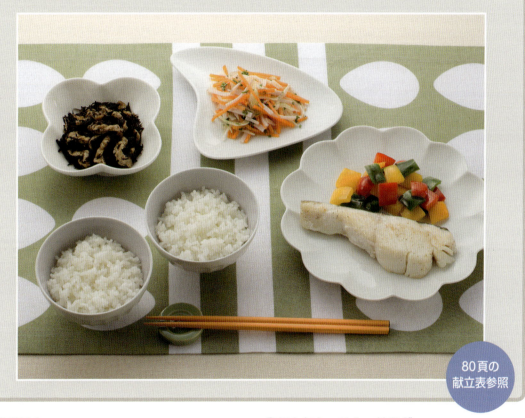

80頁の献立表参照

● ごはん
ごはん200gを盛り付けます．

● たらのソテー
たら100gに食塩0.7g，こしょう少々をふり，バター2gで焼きます．パプリカ55gを切って，バター1gで炒めて，食塩0.3gで味を付けます．

● にんじんとハムのサラダ
にんじん30g，たまねぎ20g，ロースハム20gを千切りにして，パセリ1gはみじん切りにします．食塩0.6g，植物油3g，酢5g，こしょう少々でドレッシングを作り，混ぜ合わせます．

● ひじきの炒り煮
ひじき5gを戻して，短冊切りにしたあぶらあげ10gと炒り，だし汁80ml，砂糖2g，しょうゆ9gで煮ます．

夕食

1日 25 単位（2000 キロカロリー）/ 炭水化物 60% のモデル献立

	表1	表2	表3	表4	表5	表6	調味料	合計
夕食の単位	5	0.5	2		0.9	0.4	0.5	9.3

● ごはん　● チキンカレー　● レタスとアスパラガスのサラダ　● すいか

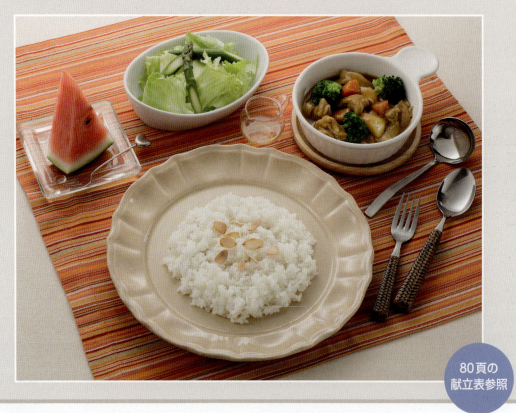

80頁の献立表参照

● ごはん
ごはん200gを盛り, アーモンド2gを炒って散らします.

● チキンカレー
とりもも肉（皮なし）120g, じゃがいも110g, たまねぎ30g, にんじん20gを植物油5gで炒めて, 湯150ml, 固形コンソメ1gを加えて煮ます. 食塩0.6g, こしょう少々, カレールウ7g, カレー粉1gでさらに煮ます. ゆでたブロッコリー20gを混ぜます.

● レタスとアスパラガスのサラダ
アスパラガス20gをゆでて適当な長さに切ります. レタス30gは手でちぎります. オリーブ油3g, 食塩0.5g, 酢3g, こしょう少々を合わせてドレッシングにします.

● すいか
すいか100gを盛り付けます.

糖尿病モデル献立集

間食

1日25単位（2000キロカロリー）/炭水化物60％のモデル献立

表1	表2	表3	表4	表5	表6	調味料	合計
	0.5		1.5				2.0

間食の単位

● 牛乳　● フルーツゼリー

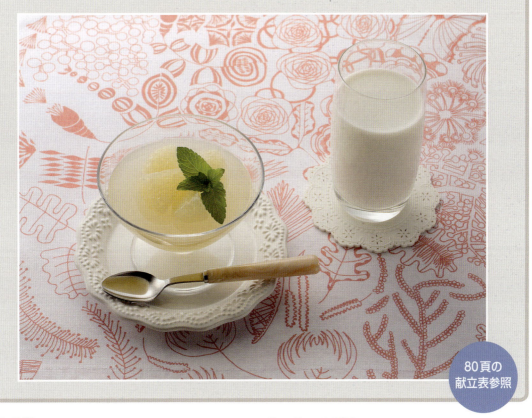

80頁の献立表参照

● 牛乳
牛乳は180mlにします．

● フルーツゼリー
ゼラチン2gを水でふやかし，さらに水を加えてゼラチンを溶かします．**グレープフルーツ100g**の半分を絞ってジュースにして，溶かしたゼラチンに合わせて，冷やして固めてゼリーにします．グレープフルーツの残りの半分は，ゼリーの上にのせ，**ミントの葉**を飾ります．

15単位　60%　55%　50%
18単位　60%　55%　50%
20単位　60%　55%　50%
23単位　60%　55%　50%
25単位　**60%**　55%　50%

朝食

1日25単位（2000キロカロリー）/ 炭水化物55％のモデル献立

	表1	表2	表3	表4	表5	表6	調味料	合計
朝食の単位	4		2			0.4	0.4	6.8

- 麦ごはん ● 温泉卵 ● 切干しだいこんの煮付け ● きゅうりの浅漬け
- わかめとあぶらあげのみそ汁

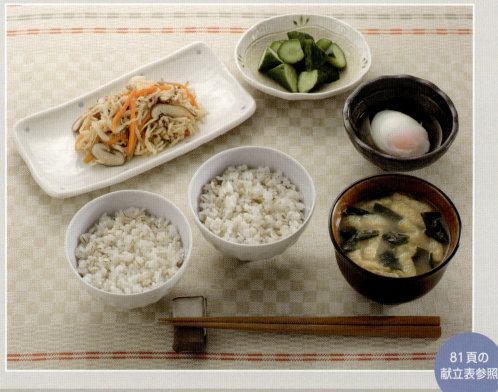

81頁の献立表参照

● **麦ごはん**
米と押し麦1：1で炊いた**麦ごはん200g**を盛り付けます．

● **温泉卵**
鶏卵50gを温泉卵にします．**だし汁25ml，みりん1g，しょうゆ5g**を合わせて煮て，たれを作ります．

● **切干しだいこんの煮付け**
切干しだいこん10gを戻します．千切りにした**にんじん20g，しいたけ10g，豚ひき肉20g**，切干しだいこんを，**砂糖2g，しょうゆ6g，だし汁80ml**で煮ます．

● **きゅうりの浅漬け**
きゅうり60gを乱切りにして，**食塩1g**で浅漬けにします．

● **わかめとあぶらあげのみそ汁**
だし汁150mlに細切りにした**あぶらあげ10g**を入れ，**みそ12g**を溶かし入れます．最後に適当な大きさに切った**わかめ1g**を入れます．

昼食

1日25単位（2000キロカロリー）/ 炭水化物55%のモデル献立

	表1	表2	表3	表4	表5	表6	調味料	合計
昼食の単位	4	0.5	2.5		1	0.4	0.2	8.6

● ごはん　● とり肉の南蛮焼き　● きょうなのサラダ　● パイナップル

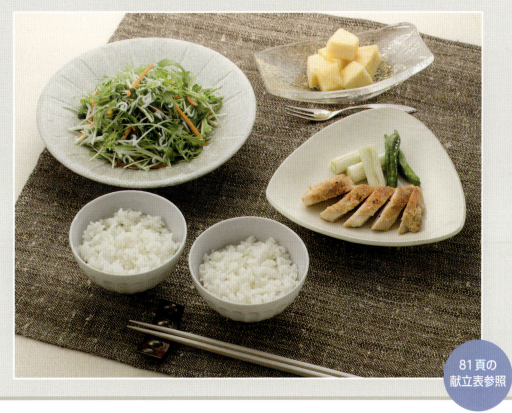

81頁の献立表参照

● ごはん

ごはん200gを盛り付けます．

● とり肉の南蛮焼き

すりおろした**しょうが**2gと**にんにく**1g，**七味とうがらし**少々，**みりん**2g，**みそ**5g，**しょうゆ**2gを合わせて調味液をつくります．**とりもも肉（皮付き）**80gを調味液につけて，**植物油**3gで焼き，**七味とうがらし**少々をかけます．

（付け合わせ）

適当な長さに切った**根深ねぎ**40gと**ししとうがらし**10gを**植物油**2gで焼きます．

● きょうなのサラダ

きょうな50g，**かいわれだいこん**10gを切って，**にんじん**10gは千切りにします．**植物油**5gと**酢**5gを合わせてドレッシングにします．**しらす干し**20gは上から散らします．

● パイナップル

パイナップル75gを盛り付けます．

夕食

1日 25 単位（2000 キロカロリー）/ 炭水化物 55％のモデル献立

夕食の単位	表1	表2	表3	表4	表5	表6	調味料	合計
	4		2.3		0.5	0.4	0.5	7.7

- ごはん
- たいの煮付け
- ズッキーニとエリンギのソテー
- たたきごぼう
- とうふのみそ汁

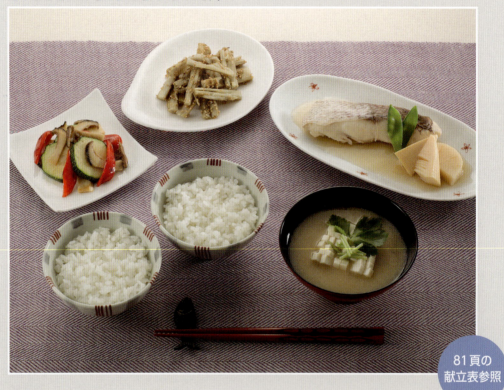

81頁の献立表参照

●ごはん
ごはん200gを盛り付けます.

●たいの煮付け
たい80gとたけのこ30gを砂糖2g，しょうゆ6g，しょうが1gで煮ます．さやえんどう3gをゆでて飾ります.

●ズッキーニとエリンギのソテー
ズッキーニ30g，ピーマン（赤）10g，エリンギ20gを適当な大きさに切り，オリーブ油3gで炒め，食塩0.5gで味を付けます.

●たたきごぼう
ごぼう50gを蒸してからたたきます．ごま3gをすって，食塩1g，砂糖2gを合わせて，たたいたごぼうに和えます.

●とうふのみそ汁
だし汁120mlにとうふ（もめん）30gを入れ，みそ10gを溶かし入れます．みつば2gを飾ります.

間食

1日25単位（2000キロカロリー）/ 炭水化物55%のモデル献立

	表1	表2	表3	表4	表5	表6	調味料	合計
間食の単位		0.5		1.3				1.8

● 牛乳　● いちご

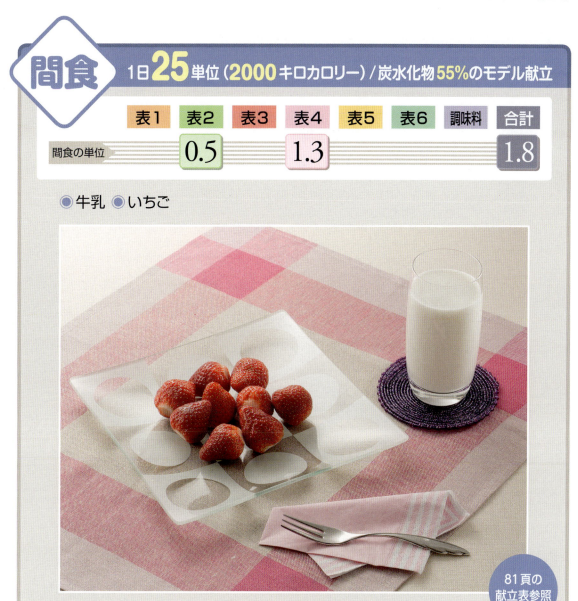

81頁の献立表参照

● **牛乳**
牛乳（低脂肪）は200mlにします．

● **いちご**
いちご125gを盛り付けます．

朝食

1日25単位（2000キロカロリー）／炭水化物50％のモデル献立

	表1	表2	表3	表4	表5	表6	調味料	合計
朝食の単位	3		2.5		0.7	0.4		6.6

- らい麦パン ● ソーセージのソテー ● 野菜サラダ
- チンゲンサイと卵のスープ

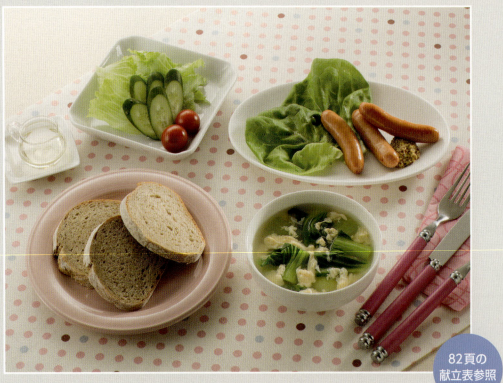

82頁の献立表参照

● **らい麦パン**
らい麦パン90gを盛り付けます．

● **ソーセージのソテー**
ソーセージ60gをバター2gで炒めます．サラダ菜10gと粒マスタード10gを添えます．

● **野菜サラダ**
斜め切りにしたきゅうり25g，レタス20g，トマト25gを盛り付けます．酢7g，食塩0.3g，オリーブ油5gを合わせてドレッシングにします．

● **チンゲンサイと卵のスープ**
固形コンソメ0.5gを湯130mlに溶かして，適当な大きさに切ったチンゲンサイ40gを煮ます．鶏卵25gを溶き入れて，食塩0.5gを加えます．

糖尿病モデル献立集

昼食

1日25単位（2000キロカロリー）/ 炭水化物50％のモデル献立

	表1	表2	表3	表4	表5	表6	調味料	合計
昼食の単位	4	0.5	2.5		0.3	0.4	0.7	8.4

- ごはん ● さばのみそ煮 ● しゅんぎくのごま和え
- はくさいのゆず漬け ● みかん

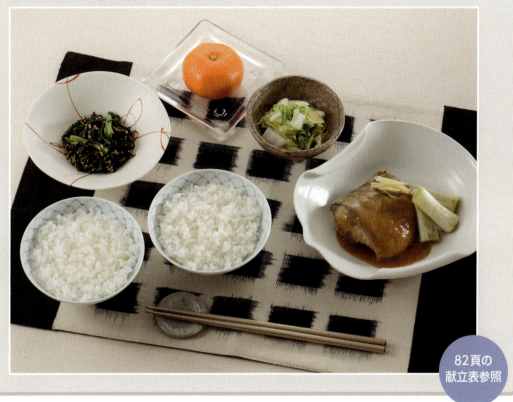

82頁の献立表参照

● ごはん
ごはん200gを盛り付けます。

● さばのみそ煮
さば100gをみそ10g, 砂糖3g, しょうゆ3g, 小口切りにしたしょうが3gで煮ます。しょうが1gを千切りにして、盛り付けたさばの上に飾ります。

（付け合わせ）
根深ねぎ30gを素焼きにします。

● しゅんぎくのごま和え
しゅんぎく50gをゆでます。砂糖3g, しょうゆ3g, すったごま5gを合わせて、ゆでたしゅんぎくと和えます。

● はくさいのゆず漬け
はくさい40gを適当な大きさに切り、千切りにしたゆずの皮5gと、食塩0.7gで漬けます。

● みかん
みかん100gを盛り付けます。

夕食

1日25単位（2000キロカロリー）/ 炭水化物50%のモデル献立

	表1	表2	表3	表4	表5	表6	調味料	合計
夕食の単位	4		3		0.5	0.4	0.1	8.0

● ごはん　● 湯どうふ　● かぶと豚肉のソテー　● みつばのからし和え

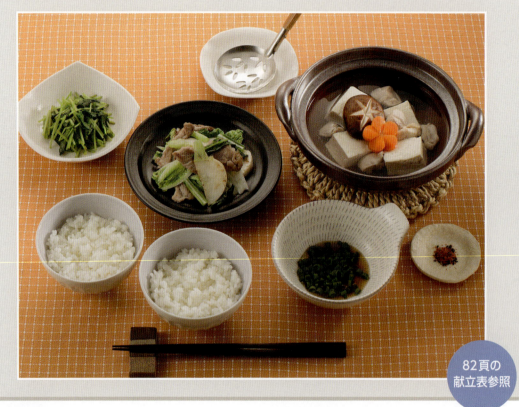

82頁の献立表参照

● ごはん
ごはん200gを盛り付けます．

● 湯どうふ
こんぶ1gをなべの底にしいて，とりもも肉（皮なし）30g，とうふ（もめん）150g，飾り切りしたしいたけ20g，にんじん10gを炊きます．だし汁15ml，みりん2g，しょうゆ3gでたれをつくって，あさつき3gを小口切りにして，加えます．七味とうがらし1gを添えます．

● かぶと豚肉のソテー
はくさい20g，かぶ30g，豚かたロース肉40gを植物油5gで炒めます．食塩0.5g，こしょう少々で味を付けます．

● みつばのからし和え
みつば40gをゆでます．しょうゆ2.5gに粉からし少々を溶かして，ゆでたみつばを和えます．

間食

1日 **25** 単位（**2000** キロカロリー）/ 炭水化物 **50%** のモデル献立

	表1	表2	表3	表4	表5	表6	調味料	合計
間食の単位		0.5		1.5				2.0

● 牛乳　● かき

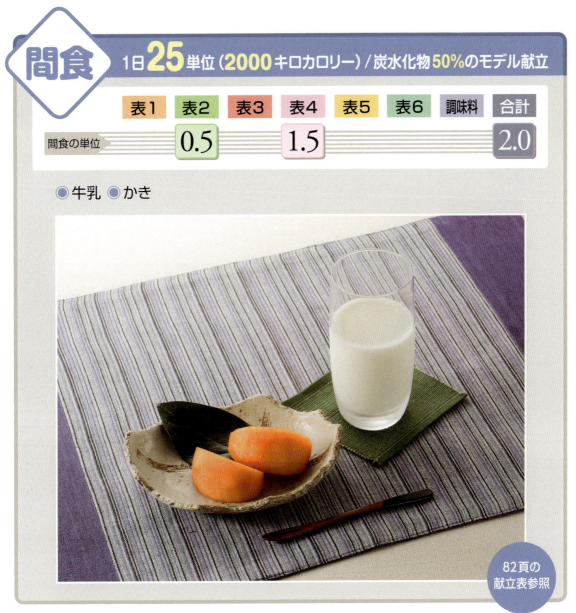

82頁の献立表参照

● 牛乳
牛乳は180mlにします．

● かき
かき75gを盛り付けます．

1日15単位（1200キロカロリー）／炭水化物60％のモデル献立（8〜11頁）食事献立表

	料理名	食品名	分量(g)	表1	表2	表3	表4	表5	表6	調味料
朝食	リゾット 鳥がらだし汁200ml, 食塩1g, しょうゆ5g, ゆずの皮	ごはん	50	1.0						
		押し麦(炊)	50	1.0						
		とりむね肉(皮なし)	40			0.5				
		みつば	5						*	
		根深ねぎ	10						*	
		ごま	3					0.2		
	はくさいとせりの刻みこんぶ和え 食塩0.5g, めんつゆ7g	はくさい	60						*	
		せり	25						*	
		にんじん	10						*	
		刻みこんぶ	2						*	
		かつおぶし	少々			(0.0)				
	フルーツヨーグルト	ヨーグルト(全脂無糖)	65				0.5			
		キウイフルーツ	75		0.5				*	
		砂糖	2							0.1
	小計 (4.2単位)			2.0	0.5	0.5	0.5	0.2	0.4	0.1
昼食	麦ごはん	ごはん	50	1.0						
		押し麦(炊)	50	1.0						
	とうふとかにのくず煮 しょうゆ6g, だし汁200ml	とうふ(きぬごし)	110			0.8				
		かに(缶詰)	20			0.2				
		はくさい	60						*	
		しいたけ	10						*	
		しょうが	5						*	
		ごま油	3					0.3		
		かたくり粉	8	0.4						
	もやしとにんじんの和え物 しょうゆ3g	もやし	50						*	
		にんじん	10						*	
		砂糖	2							0.1
	小計 (4.2単位)			2.4		1.0		0.3	0.4	0.1
夕食	麦ごはん	ごはん	50	1.0						
		押し麦(炊)	50	1.0						
	かぶとさつまいものみそ汁 だし汁150ml	さつまいも(皮付き)	40	0.6						
		かぶ葉	5						*	
		かぶ	20						*	
		みそ	12							0.3
	かますのホイル焼き 食塩0.5g	かます	95			1.0				
		しめじ	20						*	
		たまねぎ	40						*	
		にんじん	5						*	
		レモン	15		0.1					
		バター	5					0.5		
	かきなます 酢8g, 食塩0.5g	かき	40			0.3				
		だいこん	40						*	
		きゅうり	20						*	
		砂糖	3							0.2
	小計 (5.4単位)			2.6	0.4	1.0		0.5	0.4	0.5
間食	ホットミルク	牛乳(普通牛乳)	120				1.0			
		砂糖	2							0.1
	小計 (1.1単位)						1.0			0.1
	1日の合計 (14.9単位)			7.0	0.9	2.5	1.5	1.0	1.2	0.8

注1）＊印は，野菜1.2単位350gが朝・昼・夕食に適宜配分されていることを示しています．
注2）(0.0)と表記されている食品は，単位数が0.1に満たないものです．
注3）料理名の下に記載した調味料は，エネルギー量がわずかなので，単位の計算に含めていません．

1日15単位（1200キロカロリー）／炭水化物55％のモデル献立（12〜15頁）食事献立表

	料理名	食品名	分量(g)	表1	表2	表3	表4	表5	表6	調味料
朝食	麦ごはん	ごはん	50	1.0						
		押し麦（炊）	50	1.0						
	スクランブルエッグ 食塩0.4g、こしょう少々	鶏卵	50			1.0				
		バター	3					0.3		
		牛乳（普通牛乳）	8				0.1			
	（付け合わせ） 食塩0.5g、しょうゆ2g	セロリー	30						＊	
		レタス	40						＊	
		ごま油	1					0.1		
		みょうが	20						＊	
	こまつなとあぶらあげの煮浸し しょうゆ4g、だし汁50ml	こまつな	60						＊	
		あぶらあげ	10			0.5				
		みりん	3							0.1
	小計（4.5単位）			2.0		1.5	0.1	0.4	0.4	0.1
昼食	鯛そうめん だし汁300ml、しょうゆ5g、食塩1g、ゆずの皮	そうめん（ゆで）	120	2.0						
		たい	60			1.0				
		干ししいたけ	3.5						＊	
		あさつき	5						＊	
	ふきとたけのこのきんぴら だし汁50ml、しょうゆ6g	ふき	40						＊	
		たけのこ	20						＊	
		にんじん	10						＊	
		こんにゃく	10						＊	
		ごま油	3					0.3		
		みりん	6							0.2
	フルーツの盛り合わせ	パイナップル	30		0.2					
		いちご	30		0.1					
		キウイフルーツ	30		0.2					
		はちみつ	5							0.2
	小計（4.5単位）			2.0	0.5	1.0		0.3	0.3	0.4
夕食	麦ごはん	ごはん	50	1.0						
		押し麦（炊）	50	1.0						
	たまねぎとさやえんどうのみそ汁 だし汁150ml	たまねぎ	30						＊	
		さやえんどう	5						＊	
		みそ	12							0.3
	豚肉と野菜の蒸し鍋 食塩0.5g、こしょう少々、ポン酢しょうゆ15g（しょうゆ6g、すだちの果汁4ml、だし汁5ml）	豚もも肉	60			1.0				
		にんじん	10						＊	
		にら	10						＊	
		もやし	50						＊	
		キャベツ	40						＊	
	ブロッコリーのごまドレッシング和え 酢2g、食塩0.3g、こしょう少々	ブロッコリー	30						＊	
		にんじん	5						＊	
		とうもろこし	2.5	(0.0)						
		ごま	1					0.1		
		ごま油	2					0.2		
		はちみつ	1							(0.0)
	小計（4.1単位）			2.0		1.0		0.3	0.5	0.3
間食	牛乳	牛乳（普通牛乳）	180				1.5			
	いよかん	いよかん	80		0.5					
	小計（2.0単位）				0.5		1.5			
1日の合計（15.1単位）				6.0	1.0	3.5	1.6	1.0	1.2	0.8

注1）＊印は、野菜1.2単位350gが朝・昼・夕食に適宜配分されていることを示しています。
注2）(0.0)と表記されている食品は、単位数が0.1に満たないものです。
注3）料理名の下に記載した調味料は、エネルギー量がわずかなので、単位の計算に含めていません。

1日15単位（1200キロカロリー）／炭水化物50％のモデル献立（16〜19頁）食事献立表

	料理名	食品名	分量(g)	表1	表2	表3	表4	表5	表6	調味料
朝食	麦ごはん	ごはん	50	1.0						
		押し麦(炊)	50	1.0						
	とり肉の柚庵焼き しょうゆ8g, ゆずの果汁5ml, ゆずの皮	とりもも肉(皮なし)	60			1.0				
		みりん	7							0.2
	(付け合わせ) しょうゆ2g	のり	少々						＊	
		砂糖	1							0.1
		きくな	60						＊	
		だいこん	40						＊	
	なます 食塩1.1g, 酢6g	にんじん	5						＊	
		ごま	2					0.1		
		砂糖	2							0.1
	小計 (3.8単位)			2.0		1.0		0.1	0.3	0.4
昼食	チーズトースト	食パン	30	1.0						
		プロセスチーズ	12			0.6				
	ポーチドエッグサラダ レモンの果汁3ml	鶏卵	50			1.0				
		サニーレタス	50						＊	
		紫たまねぎ	10						＊	
		パプリカ(赤)	5						＊	
		パプリカ(黄)	5						＊	
		マヨネーズ	6					0.6		
		トマトケチャップ	8							0.1
		牛乳(普通牛乳)	3				(0.0)			
	はくさいとハムのミルク煮 食塩1g	はくさい	60						＊	
		ボンレスハム	7			0.1				
		サラダ油	2					0.2		
		牛乳(普通牛乳)	80				0.7			
	ラ・フランス	ラ・フランス	75		0.5					
	小計 (5.2単位)			1.0	0.5	1.7	0.7	0.8	0.4	0.1
夕食	麦ごはん	ごはん	50	1.0						
		押し麦(炊)	50	1.0						
	あかうおの野菜あんかけ 食塩0.3g, だし汁150ml, しょうゆ3g, 酢2g	あかうお	80			1.0				
		たまねぎ	40						＊	
		にんじん	10						＊	
		たけのこ	10						＊	
		さやえんどう	5						＊	
		砂糖	1							0.1
		かたくり粉	2	0.1						
	生あげとかぶの煮物 だし汁150ml, しょうゆ5g	生あげ	20			0.3				
		かぶ	50						＊	
		かぶ葉	20						＊	
		しょうが	5						＊	
		みりん	6							0.2
	ほたてがいとわけぎのぬた和え 酢4g	わけぎ	10						＊	
		ほたてがい(貝柱)	40			0.5				
		みりん	1							(0.0)
		砂糖	2							0.1
		みそ	4							0.1
		しょうが	1						＊	
	小計 (4.9単位)			2.1		1.8			0.5	0.5
間食	牛乳	牛乳(普通牛乳)	100				0.8			
	みかん	みかん	100		0.5					
	小計 (1.3単位)				0.5		0.8			
1日の合計 (15.2単位)				5.1	1.0	4.5	1.5	0.9	1.2	1.0

注1) ＊印は、野菜1.2単位350gが朝・昼・夕食に適宜配分されていることを示しています。
注2) (0.0)と表記されている食品は、単位数が0.1に満たないものです。
注3) 料理名の下に記載した調味料は、エネルギー量がわずかなので、単位の計算に含めていません。

1日18単位（1440キロカロリー）／炭水化物60%のモデル献立（20〜23頁）食事献立表

	料理名	食品名	分量(g)	表1	表2	表3	表4	表5	表6	調味料
朝食	ごはん	ごはん	150	3.0						
	牛乳	牛乳（普通牛乳）	90				0.8			
	がんもどきと野菜の煮物 しょうゆ4g, だし汁50ml	がんもどき	40			1.0				
		だいこん	30						＊	
		にんじん	20						＊	
		さやいんげん	10						＊	
		砂糖	2							0.1
	こまつなとエリンギのソテー 食塩0.2g, こしょう少々	こまつな	60						＊	
		エリンギ	20						＊	
		バター	5					0.5		
	アメリカンチェリー	アメリカンチェリー	50		0.5					
	小計（6.3単位）			3.0	0.5	1.0	0.8	0.5	0.4	0.1
昼食	蒸しずし 酢21g, 食塩1g, しょうゆ4g, 干ししいたけのもどし汁30ml	ごはん	150	3.0						
		砂糖	8							0.4
		干ししいたけ	0.6						＊	
		うなぎ（かばやき）	15			0.5				
		みりん	1							(0.0)
		鶏卵	25			0.5				
		さやえんどう	5						＊	
		にんじん	5						＊	
		しょうが	10						＊	
	えのきだけのすまし汁 ゆずの皮, しょうゆ2g, 食塩0.8g, だし汁100ml	えのきだけ	20						＊	
		みつば	3						＊	
		みりん	1							(0.0)
	しゅんぎくときくの花のお浸し しょうゆ3g, だし汁5ml	しゅんぎく	40						＊	
		きく	10						＊	
	なすの炒め煮 とうがらし少々, しょうゆ4g, だし汁20ml	なす	60						＊	
		根深ねぎ	10						＊	
		植物油	4					0.4		
		砂糖	2							0.1
	小計（5.3単位）			3.0		1.0		0.4	0.4	0.5
夕食	玄米ごはん	玄米ごはん	50	1.0						
		ごはん	100	2.0						
	牛肉の冷しゃぶ 日本酒4ml, ポン酢しょうゆ15g（しょうゆ6g, すだちの果汁4ml, だし汁5ml）	牛もも肉	60			1.5				
		レタス	20						＊	
		たまねぎ	10						＊	
		トマト	10						＊	
	きゅうりとわかめの酢の物 食塩0.1g, 酢8g, しょうゆ1g	きゅうり	30						＊	
		わかめ	10						＊	
		砂糖	2							0.1
	アスパラガスともやしのさっと煮 しょうゆ3g, だし汁40ml	アスパラガス（グリーン）	20						＊	
		もやし	30						＊	
		ごま	1					0.1		
		砂糖	2							0.1
	小計（5.2単位）			3.0		1.5		0.1	0.4	0.2
間食	ミルクティー	牛乳（普通牛乳）	90				0.8			
		紅茶	90							
	メロン	メロン	100		0.5					
	小計（1.3単位）				0.5		0.8			
1日の合計（18.1単位）				9.0	1.0	3.5	1.6	1.0	1.2	0.8

注1) ＊印は、野菜1.2単位350gが朝・昼・夕食に適宜配分されていることを示しています．
注2) (0.0)と表記されている食品は、単位数が0.1に満たないものです．
注3) 料理名の下に記載した調味料は、エネルギー量がわずかなので、単位の計算に含めていません．

1日18単位（1440キロカロリー）／炭水化物55％のモデル献立（24～27頁）食事献立表

	料理名	食品名	分量(g)	表1	表2	表3	表4	表5	表6	調味料
朝食	トースト	食パン	60	2.0						
		マーガリン	5					0.5		
	キャベツとソーセージのスープ煮 固形コンソメ2g, カレー粉少々	キャベツ	70						＊	
		たまねぎ	30						＊	
		にんじん	20						＊	
		ソーセージ	30			1.0				
		パセリ	少々						＊	
	バナナミルク	牛乳（普通牛乳）	120				1.0			
		バナナ	50		0.5					
	小計（5.4単位）			2.0	0.5	1.0	1.0	0.5	0.4	
昼食	麦ごはん	ごはん	65	1.3						
		押し麦（炊）	60	1.2						
	青椒肉絲（チンジャオロウスー） オイスターソース1g, しょうゆ7g, 中華だし1g, こしょう少々	牛もも肉	60			1.5				
		たけのこ	30						＊	
		ピーマン（青）	20						＊	
		ピーマン（赤）	10						＊	
		かたくり粉	2	0.1						
	はくさいのお浸し だし汁20ml, しょうゆ3g	はくさい	60						＊	
		しめじ	10						＊	
		かつおぶし	少々			(0.0)				
	さといもの田楽 だし汁5ml	さといも	70	0.5						
		みそ	6							0.2
		砂糖	3							0.2
		ごま	少々					(0.0)		
	小計（5.4単位）			3.1		1.5			0.4	0.4
夕食	ごはん	ごはん	125	2.5						
	したびらめのハーブ焼き マスタード5g, 食塩0.5g, こしょう少々	したびらめ	80			1.0				
		パセリ	0.1						＊	
		バジル	0.1						＊	
		マヨネーズ	5					0.5		
		トマトケチャップ	7							0.1
	（付け合わせ）	ブロッコリー	20						＊	
		じゃがいも	50	0.5						
	だいこんとがんもどきの炊き合わせ しょうゆ3g, 食塩0.4g, だし汁40ml	だいこん	40						＊	
		こんぶ	12						＊	
		がんもどき	40			1.0				
		しょうが	少々						＊	
		みりん	3							0.1
		あさつき	3						＊	
	カリフラワーのピクルス 酢4g, 食塩0.4g	カリフラワー	60						＊	
		紫キャベツ	10						＊	
		砂糖	2							0.1
	小計（6.2単位）			3.0		2.0		0.5	0.4	0.3
間食	ブルーベリーのヨーグルトかけ ミントの葉	ブルーベリー	70		0.5					
		ヨーグルト（全脂無糖）	60				0.5			
		砂糖	2							0.1
	小計（1.1単位）				0.5		0.5			0.1
1日の合計（18.1単位）				8.1	1.0	4.5	1.5	1.0	1.2	0.8

注1）　＊印は，野菜1.2単位350gが朝・昼・夕食に適宜配分されていることを示しています．
注2）　(0.0)と表記されている食品は，単位数が0.1に満たないものです．
注3）　料理名の下に記載した調味料は，エネルギー量がわずかなので，単位の計算に含めていません．

糖尿病モデル献立集

1日18単位（1440キロカロリー）／炭水化物50％のモデル献立（28〜31頁）食事献立表

	料理名	食品名	分量(g)	表1	表2	表3	表4	表5	表6	調味料
朝食	トースト	らい麦パン	60	2.0						
		マーガリン	5					0.5		
	野菜スープ 固形コンソメ2g, 食塩0.2g, こしょう少々	カリフラワー	30						*	
		ブロッコリー	20						*	
		たまねぎ	10						*	
	コールスローサラダ ドレッシング（食塩0.5g, レモンの果汁5ml, だし汁5ml）	キャベツ	60						*	
		にんじん	10						*	
		ロースハム	40				1.0			
	メロンのヨーグルト和え	メロン	100		0.5					
		ヨーグルト（全脂無糖）	80				0.7			
	小計（5.1単位）			2.0	0.5	1.0	0.7	0.5	0.4	
昼食	ごはん	ごはん	100	2.0						
	牛肉のすき焼き しょうゆ11g, 日本酒3ml	牛もも肉	60			1.5				
		焼きどうふ	50			0.5				
		砂糖	8							0.4
		植物油	5					0.5		
		しらたき	50						*	
		はくさい	40						*	
		たまねぎ	20						*	
		にんじん	5						*	
	だいこんの土佐酢かけ ドレッシング（しょうゆ5g, ゆずの果汁3ml, だし汁7ml）	だいこん	40						*	
		レタス	5						*	
		かつおぶし	0.3			(0.0)				
	もやしとわかめの三杯酢 酢3g, しょうゆ1g	もやし	20						*	
		えのきだけ	20						*	
		わかめ	10						*	
		砂糖	2							0.1
	小計（5.4単位）			2.0		2.0		0.5	0.4	0.5
夕食	ごはん	ごはん	100	2.0						
	すずきの酒蒸し 食塩0.2g, 日本酒5ml, ポン酢しょうゆ（しょうゆ7g, すだちの果汁5ml, だし汁5ml）	すずき	120			2.0				
		しょうが	2						*	
		やまのいも	70	1.0						
		だいこん	50						*	
		あさつき	3						*	
	チンゲンサイのみそ炒め だし汁5ml	チンゲンサイ	40						*	
		たまねぎ	20						*	
		植物油	5					0.5		
		みそ	4							0.1
	しめじとおくらのしょうゆ和え しょうゆ3g	しめじ	50						*	
		おくら	10						*	
	小計（6.0単位）			3.0		2.0		0.5	0.4	0.1
間食	ミルクゼリー 寒天0.25g, ミントの葉	牛乳（普通牛乳）	90				0.8			
		砂糖	4							0.2
		りんご	75		0.5					
	小計（1.5単位）				0.5		0.8			0.2
1日の合計（18.0単位）				7.0	1.0	5.0	1.5	1.5	1.2	0.8

注1） ＊印は、野菜1.2単位350gが朝・昼・夕食に適宜配分されていることを示しています。
注2） （0.0）と表記されている食品は、単位数が0.1に満たないものです。
注3） 料理名の下に記載した調味料は、エネルギー量がわずかなので、単位の計算に含めていません。

1日20単位（1600キロカロリー）／炭水化物60％のモデル献立（32〜35頁）食事献立表

	料理名	食品名	分量(g)	表1	表2	表3	表4	表5	表6	調味料
朝食	フランスパン	フランスパン	75	2.5						
	かぼちゃのポタージュ 固形コンソメ0.8g, 食塩0.1g, こしょう少々	西洋かぼちゃ	45	0.5						
		たまねぎ	15						*	
		バター	1					0.1		
		牛乳（普通牛乳）	50				0.4			
		パセリ	少々						*	
	ハムと野菜の盛り合わせ	レタス	20						*	
		ブロッコリー	30						*	
		トマト	40						*	
		ロースハム	40			1.0				
		ドレッシング	6					0.3		
	ヨーグルトのはちみつかけ	ヨーグルト（全脂無糖）	130				1.1			
		はちみつ	7							0.3
	小計（6.6単位）			3.0		1.0	1.5	0.4	0.4	0.3
昼食	玄米ごはん	玄米ごはん	50	1.0						
		ごはん	100	2.0						
	とうふとわかめのみそ汁 だし汁150ml	わかめ	10						*	
		葉ねぎ	5						*	
		とうふ（もめん）	50			0.5				
		みそ	12							0.3
	だし巻き卵 食塩0.2g, しょうゆ0.5g, だし汁20ml	鶏卵	50			1.0				
		植物油	2					0.2		
	きんぴら しょうゆ1.5g	ごぼう	40						*	
		砂糖	1							0.1
		植物油	0.5					0.1		
	こまつなのお浸し しょうゆ3g, だし汁3ml	こまつな	80						*	
	マスカット	マスカット	75		0.5					
	小計（6.1単位）			3.0	0.5	1.5		0.3	0.4	0.4
夕食	ごはん	ごはん	200	4.0						
	さけのバター焼き 食塩0.3g, こしょう少々	さけ	60			1.0				
		バター	2					0.2		
	（付け合わせ） 食塩0.1g, 固形コンソメ0.6g, こしょう少々	チンゲンサイ	25						*	
		しめじ	20						*	
		バター	1					0.1		
	はくさいとひじきの和え物 しょうゆ3g, 酢3g	ひじき	2						*	
		はくさい	40						*	
		とうみょう	15						*	
		まぐろ（缶詰油漬）	15			0.5				
		砂糖	1							0.1
	かぶとソーセージのスープ煮 固形コンソメ0.5g, 食塩0.1g	にんじん	10						*	
		かぶ	35						*	
		かぶ葉	5						*	
		ソーセージ	15			0.5				
	小計（6.8単位）			4.0		2.0		0.3	0.4	0.1
間食	びわ	びわ	100		0.5					
	小計（0.5単位）				0.5					
	1日の合計（20.0単位）			10.0	1.0	4.5	1.5	1.0	1.2	0.8

注1）＊印は、野菜1.2単位350gが朝・昼・夕食に適宜配分されていることを示しています。
注2）(0.0)と表記されている食品は、単位数が0.1に満たないものです。
注3）料理名の下に記載した調味料は、エネルギー量がわずかなので、単位の計算に含めていません。

1日20単位（1600キロカロリー）／炭水化物55％のモデル献立（36〜39頁）食事献立表

	料理名	食品名	分量(g)	表1	表2	表3	表4	表5	表6	調味料
朝食	ごはん	ごはん	150	3.0						
	冷や奴 しょうゆ1g, 梅肉5g	とうふ（きぬごし）	140			1.0				
		しそ	2						＊	
		みりん	2							0.1
	焼きなすのお浸し しょうゆ3g, かつおぶし少々	なす	80						＊	
		しょうが	少々						＊	
	ベーコンとアスパラガスと きのこの炒め物 しょうゆ2g, 食塩0.1g	アスパラガス（グリーン）	40						＊	
		しめじ	20						＊	
		ベーコン	10					0.5		
		植物油	1					0.1		
	すいか	すいか	100		0.5					
	小計（5.6単位）			3.0	0.5	1.0		0.6	0.4	0.1
昼食	茶そば 食塩0.2g, しょうゆ4g, だし汁50ml	そば（ゆで）	150	2.5						
		鶏卵	25			0.5				
		植物油	0.5					0.1		
		かいわれだいこん	10						＊	
		ブラックタイガー	50			0.5				
		みょうが	15						＊	
		さくらんぼ	5		(0.0)					
		のり	少々						＊	
		みりん	2							0.1
		砂糖	1							0.1
	あゆの姿焼き 食塩0.5g, たで酢5g（たで数枚, 酢4g）	あゆ	80			1.0				
	キャベツの塩こんぶ和え しょうゆ1g	キャベツ	80						＊	
		塩こんぶ	2						＊	
	かぼちゃのにんにく炒め 食塩0.2g, こしょう少々	西洋かぼちゃ	45	0.5						
		にんにく	少々						＊	
		オリーブ油	3					0.3		
	小計（6.0単位）			3.0		2.0		0.4	0.4	0.2
夕食	麦ごはん	ごはん	75	1.5						
		押し麦（炊）	75	1.5						
	わかめスープ 中華だし汁100ml, 食塩0.4g, しょうゆ0.5g, こしょう少々	わかめ	10						＊	
		しいたけ	10						＊	
		にら	10						＊	
	牛肉と野菜の オイスターソース炒め しょうゆ3g	牛もも肉	60			1.5				
		チンゲンサイ	60						＊	
		エリンギ	30						＊	
		オイスターソース	12							0.2
		砂糖	1.5							0.1
		みりん	2							0.1
		植物油	3					0.3		
	涼拌三絲（リャンバンサンスー） 酢3g, しょうゆ2g	もやし	40						＊	
		きゅうり	10						＊	
		ロースハム	20			0.5				
		ごま	1.5					0.1		
		ごま油	1					0.1		
		砂糖	1							0.1
	小計（6.4単位）			3.0		2.0		0.5	0.4	0.5
間食	バナナジュース	牛乳（普通牛乳）	130				1.1			
		ヨーグルト（全脂無糖）	50				0.4			
		バナナ	50		0.5					
	小計（2.0単位）				0.5		1.5			
	1日の合計（20.0単位）			9.0	1.0	5.0	1.5	1.5	1.2	0.8

注1） ＊印は，野菜1.2単位350gが朝・昼・夕食に適宜配分されていることを示しています．
注2） (0.0)と表記されている食品は，単位数が0.1に満たないものです．
注3） 料理名の下に記載した調味料は，エネルギー量がわずかなので，単位の計算に含めていません．

1日20単位（1600キロカロリー）／炭水化物50％のモデル献立（40〜43頁）食事献立表

	料理名	食品名	分量(g)	表1	表2	表3	表4	表5	表6	調味料
朝食	ロールパン	ロールパン	50	2.0						
	目玉焼き 食塩0.2g	鶏卵	50			1.0				
		植物油	1					0.1		
		アスパラガス（グリーン）	20						*	
	とり肉と野菜のトマト煮込み 固形コンソメ0.5g, 食塩0.2g	とりもも肉（皮付き）	40			1.0				
		キャベツ	30						*	
		たまねぎ	20						*	
		にんじん	10						*	
		トマト	40						*	
		セロリー	10						*	
		トマトケチャップ	6							0.1
	キウイフルーツ	キウイフルーツ	60		0.4					
	小計（5.0単位）			2.0	0.4	2.0		0.1	0.4	0.1
昼食	ごはん	ごはん	125	2.5						
	ぶりの塩焼き 食塩0.5g, しょうゆ5g	ぶり	60			2.0				
		だいこん	30						*	
		レモン	10		0.1					
		しそ	1						*	
	れんこんのきんぴら しょうゆ4g	れんこん	60	0.5						
		にんじん	30						*	
		植物油	1					0.1		
		みりん	2							0.1
		砂糖	1							0.1
		とうがらし	少々						*	
	きょうなの酢みそかけ 酢4g	きょうな	60						*	
		みそ	8							0.2
		みりん	2							0.1
		砂糖	1							0.1
	小計（6.2単位）			3.0	0.1	2.0		0.1	0.4	0.6
夕食	ごはん	ごはん	125	2.5						
	オニオンスープ こしょう少々, 固形コンソメ0.8g, 食塩0.3g	たまねぎ	50						*	
		パセリ	少々						*	
		バター	1					0.1		
	とうふのステーキ しょうゆ6g, 食塩0.3g, こしょう少々	とうふ（もめん）	150			1.5				
		しめじ	20						*	
		まいたけ	20						*	
		えのきだけ	30						*	
		みりん	2							0.1
		オリーブ油	2					0.2		
		トマト	30						*	
		サラダ菜	15						*	
	マカロニサラダ 食塩0.2g, こしょう少々	マカロニ（干し）	10	0.5						
		きゅうり	10						*	
		にんじん	5						*	
		プロセスチーズ	10				0.5			
		マヨネーズ	10					1.0		
	小計（6.8単位）			3.0		2.0		1.3	0.4	0.1
間食	牛乳	牛乳（普通牛乳）	180				1.5			
	あまなつみかん	あまなつみかん	100		0.5					
	小計（2.0単位）				0.5		1.5			
1日の合計（20.0単位）				8.0	1.0	6.0	1.5	1.5	1.2	0.8

注1）*印は、野菜1.2単位350gが朝・昼・夕食に適宜配分されていることを示しています。
注2）（0.0）と表記されている食品は、単位数が0.1に満たないものです。
注3）料理名の下に記載した調味料は、エネルギー量がわずかなので、単位の計算に含めていません。

1日23単位（1840キロカロリー）／炭水化物60%のモデル献立（44〜47頁）食事献立表

	料理名	食品名	分量(g)	表1	表2	表3	表4	表5	表6	調味料
朝食	オープンサンドイッチ 酢5g, こしょう少々, 食塩0.5g	らい麦パン	120	4.0						
		ボンレスハム	30			0.5				
		プロセスチーズ	10			0.5				
		セロリー	20						＊	
		きゅうり	25						＊	
		マッシュルーム	20						＊	
		トマト	45						＊	
		パセリ	2						＊	
		マヨネーズ	10					1.0		
	コーヒー	コーヒー浸出液	150							
	くだもの	いちご	50		0.2					
		キウイフルーツ	50		0.3					
	小計（6.9単位）			4.0	0.5	1.0		1.0	0.4	
昼食	麦ごはん	ごはん	100	2.0						
		押し麦（炊）	50	1.0						
	さわらの漬け焼き しょうゆ2g	さわら	80			2.0				
		みりん	2							0.1
		二十日だいこん	20						＊	
	なのはなのからし和え からし2g, しょうゆ3g, だし汁5ml	なばな	60						＊	
	おくらとわかめの二杯酢 酢5g, 食塩0.5g	わかめ（もどし）	10						＊	
		おくら	40						＊	
	とろろ汁 だし汁	やまのいも	70	1.0						
		みそ	10							0.3
		のり	少々						＊	
	小計（6.8単位）			4.0		2.0			0.4	0.4
夕食	ごはん	ごはん	175	3.5						
	半月卵の吸い物 食塩0.5g, しょうゆ2g, だし汁140ml	鶏卵	25			0.5				
		みつば	10						＊	
	とり肉のソテー マスタードソースかけ 食塩0.5g, 粒マスタード10g	とりむね肉（皮なし）	80			1.0				
		植物油	5					0.5		
	（付け合わせ）	西洋かぼちゃ	45	0.5						
		ごぼう	20						＊	
		パプリカ（赤）	15						＊	
	かぶの煮物 食塩0.2g, 日本酒少々, だし汁100ml	かぶ	60						＊	
		こんぶ（もどし）	10						＊	
		しばえび	50			0.5				
		かぶ葉	15						＊	
	小計（6.9単位）			4.0		2.0		0.5	0.4	
間食	ラッシー レモンの果汁5ml	牛乳（普通牛乳）	95				0.8			
		ヨーグルト（全脂無糖）	85				0.7			
		砂糖	2							0.1
	くだものと緑茶羹（りょくちゃかん） 粉寒天0.2g, 緑茶30ml	バナナ	30		0.3					
		パイナップル	35		0.2					
		はちみつ	6							0.2
	小計（2.3単位）				0.5		1.5			0.3
1日の合計（22.9単位）				12.0	1.0	5.0	1.5	1.5	1.2	0.7

注1) ＊印は, 野菜1.2単位350gが朝・昼・夕食に適宜配分されていることを示しています.
注2) (0.0)と表記されている食品は, 単位数が0.1に満たないものです.
注3) 料理名の下に記載した調味料は, エネルギー量がわずかなので, 単位の計算に含めていません.

1日23単位（1840キロカロリー）／炭水化物55%のモデル献立（48〜51頁）食事献立表

Part 1

	料理名	食品名	分量(g)	表1	表2	表3	表4	表5	表6	調味料
朝食	おにぎり	ごはん	150	3.0						
		さけ	30			0.5				
		のり	1						*	
	あおさ汁 しょうゆ4g, だし汁150ml	あおさ	3						*	
		根深ねぎ	10						*	
	とり肉のしのび焼き 日本酒2ml, しょうゆ2g	とりもも肉(皮付き)	60			1.5				
		あさつき	20						*	
		植物油	3					0.3		
	(付け合わせ) 食塩0.2g	かぶ	60						*	
		キャベツ	40						*	
		しそ	1						*	
	グレープフルーツ	グレープフルーツ	100		0.5					
	小計（6.2単位）			3.0	0.5	2.0		0.3	0.4	
昼食	パン	フランスパン	60	2.0						
		ロールパン	25	1.0						
		はちみつ	6							0.2
	ビシソワーズ 鳥がらだし汁150ml, こしょう少々	じゃがいも	100	1.0						
		たまねぎ	25						*	
		牛乳(普通牛乳)	60				0.5			
		パセリ	少々						*	
	シーフードマリネ 食塩0.5g, 酢12g, こしょう少々	ほたてがい(貝柱)	40			0.5				
		ゆでだこ	40			0.5				
		ブラックタイガー	50			0.5				
		トマト	40						*	
		バジル	5						*	
		にんにく	3						*	
		オリーブ油	6					0.6		
	ルッコラのサラダ 食塩0.4g, 酢6g, こしょう少々	鶏卵	25			0.5				
		ルッコラ	30						*	
		にんじん	15						*	
		オリーブ油	3					0.3		
	小計（8.0単位）			4.0		2.0	0.5	0.9	0.4	0.2
夕食	玄米ごはん	玄米ごはん	200	4.0						
	だいこんとあぶらあげのみそ汁 だし汁150ml	あぶらあげ	10			0.5				
		だいこん	30						*	
		あさつき	3						*	
		みそ	10							0.3
	かれいの煮付け しょうゆ3g, 日本酒3ml	かれい	80			1.0				
		しょうが	10						*	
	豚肉とセロリーの甘酢和え 食塩0.5g, 酢5g	豚もも肉	30			0.5				
		セロリー	40						*	
		みりん	6							0.2
		アーモンド	3					0.2		
	こんにゃくとピーマンの炒め煮 しょうゆ3g, 山椒粉少々	こんにゃく	50						*	
		ピーマン(青)	40						*	
		ごま油	1					0.1		
	小計（7.2単位）			4.0		2.0		0.3	0.4	0.5
間食	マンゴーシャーベット アーモンドエッセンス少々, レモンバーム少々	マンゴー	75		0.5					
		牛乳(普通牛乳)	120				1.0			
		砂糖	2							0.1
	小計（1.6単位）				0.5		1.0			0.1
1日の合計（23.0単位）				11.0	1.0	6.0	1.5	1.5	1.2	0.8

注1) ＊印は，野菜1.2単位350gが朝・昼・夕食に適宜配分されていることを示しています．
注2) (0.0)と表記されている食品は，単位数が0.1に満たないものです．
注3) 料理名の下に記載した調味料は，エネルギー量がわずかなので，単位の計算に含めていません．

1日23単位（1840キロカロリー）／炭水化物50％のモデル献立（52〜55頁）食事献立表

	料理名	食品名	分量(g)	表1	表2	表3	表4	表5	表6	調味料
朝食	ごはん	ごはん	150	3.0						
	磯巻き卵 食塩0.3g	鶏卵	75			1.5				
		のり	0.5						*	
		こまつな	30						*	
		みりん	4							0.1
		植物油	3					0.3		
	（付け合わせ）	しいたけ	20						*	
	モロヘイヤの納豆和え しょうゆ3g, だし汁5ml	モロヘイヤ	40						*	
		納豆	20			0.5				
	切干しだいこんのはりはり漬け レモンの皮少々, しょうゆ1g, 酢7g	切干しだいこん	25						*	
		砂糖	4							0.2
	すいか	すいか	100		0.5					
	小計（6.5単位）			3.0	0.5	2.0		0.3	0.4	0.3
昼食		玄米ごはん	150	3.0						
		豚ひき肉	60			1.5				
		チンゲンサイ	30						*	
	チャーハン	根深ねぎ	10						*	
		植物油	6					0.6		
		オイスターソース	15							0.2
		にんにく	3						*	
		しょうが	3						*	
	中華スープ 中華だし汁150ml, 山椒粉少々	もやし	15						*	
		トマト	40						*	
	とうふとトマトのごま酢かけ しょうゆ5g, 酢3g	きゅうり	25						*	
		とうふ（もめん）	50			0.5				
		ごま油	1					0.1		
	小計（6.3単位）			3.0		2.0		0.7	0.4	0.2
夕食	玄米ごはん	玄米ごはん	150	3.0						
	おくらの吸い物 しょうゆ2g, 食塩0.3g, だし汁150ml	おくら	15						*	
		みょうが	5						*	
	たちうおの香味焼き とうがらし少々, 酢10g, しょうゆ5g, 日本酒2ml	たちうお	90			3.0				
		にんにく	3						*	
		しょうが	5						*	
	夏野菜のみそ炒め だし汁10ml	なす	40						*	
		ピーマン（青）	30						*	
		たまねぎ	30						*	
		しそ	2						*	
		みそ	4							0.1
		砂糖	3							0.2
		植物油	5					0.5		
	焼きとうもろこしと焼きそら豆	とうもろこし	50	0.6						
		そら豆	30	0.4						
	小計（8.2単位）			4.0		3.0		0.5	0.4	0.3
間食	コーヒー牛乳	牛乳（普通牛乳）	180				1.5			
		コーヒー浸出液	30							
	フルーツカクテル	バレンシアオレンジ	20		0.1					
		メロン	20		0.1					
		ぶどう	30		0.2					
		キウイフルーツ	15		0.1					
	小計（2.0単位）				0.5		1.5			
1日の合計（23.0単位）				10.0	1.0	7.0	1.5	1.5	1.2	0.8

注1） ＊印は，野菜1.2単位350gが朝・昼・夕食に適宜配分されていることを示しています．
注2） (0.0)と表記されている食品は，単位数が0.1に満たないものです．
注3） 料理名の下に記載した調味料は，エネルギー量がわずかなので，単位の計算に含めていません．

1日25単位（2000キロカロリー）／炭水化物60％のモデル献立（56〜59頁）食事献立表

	料理名	食品名	分量(g)	表1	表2	表3	表4	表5	表6	調味料
朝食	麦ごはん	ごはん	100	2.0						
		押し麦(炊)	100	2.0						
	なすのみそ汁 だし汁150ml	なす	40						＊	
		みょうが	2						＊	
		みそ	10							0.3
	焼きあつあげ しょうゆ5g	生あげ	120			2.0				
		だいこん	40						＊	
		葉ねぎ	2						＊	
	さやいんげんの土佐和え かつおぶし少々, しょうゆ2g	さやいんげん	40						＊	
	小計 (6.7単位)			4.0		2.0			0.4	0.3
昼食	ごはん	ごはん	200	4.0						
	たらのソテー 食塩1g, こしょう少々	たら	100			1.0				
		バター	3					0.3		
		パプリカ(青)	15						＊	
		パプリカ(黄)	20						＊	
		パプリカ(赤)	20						＊	
	にんじんとハムのサラダ 食塩0.6g, 酢5g, こしょう少々	にんじん	30						＊	
		たまねぎ	20						＊	
		ロースハム	20			0.5				
		パセリ	1						＊	
		植物油	3					0.3		
	ひじきの炒り煮 しょうゆ9g, だし汁80ml	ひじき	5						＊	
		あぶらあげ	10			0.5				
		砂糖	2							0.1
	小計 (7.1単位)			4.0		2.0		0.6	0.4	0.1
夕食	ごはん	ごはん	200	4.0						
		アーモンド	2					0.1		
	チキンカレー 固形コンソメ1g, 食塩0.6g, こしょう少々, カレー粉1g	とりもも肉(皮なし)	120			2.0				
		植物油	5					0.5		
		じゃがいも	110	1.0						
		たまねぎ	30						＊	
		ブロッコリー	20						＊	
		にんじん	20						＊	
		カレールウ	7							0.5
	レタスとアスパラガスのサラダ 酢3g, 食塩0.5g, こしょう少々	レタス	30						＊	
		アスパラガス(グリーン)	20						＊	
		オリーブ油	3					0.3		
	すいか	すいか	100		0.5					
	小計 (9.3単位)			5.0	0.5	2.0		0.9	0.4	0.5
間食	牛乳	牛乳(普通牛乳)	180				1.5			
	フルーツゼリー ゼラチン2g, ミントの葉	グレープフルーツ	100		0.5					
	小計 (2.0単位)				0.5		1.5			
1日の合計 (25.1単位)				13.0	1.0	6.0	1.5	1.5	1.2	0.9

注1）＊印は、野菜1.2単位350gが朝・昼・夕食に適宜配分されていることを示しています。
注2）(0.0)と表記されている食品は、単位数が0.1に満たないものです。
注3）料理名の下に記載した調味料は、エネルギー量がわずかなので、単位の計算に含めていません。

1日25単位（2000キロカロリー）／炭水化物55％のモデル献立（60〜63頁）食事献立表

	料理名	食品名	分量(g)	表1	表2	表3	表4	表5	表6	調味料
朝食	麦ごはん	ごはん	100	2.0						
		押し麦(炊)	100	2.0						
	わかめとあぶらあげのみそ汁 だし汁150ml	みそ	12							0.3
		あぶらあげ	10			0.5				
		わかめ	1						＊	
	温泉卵 だし汁25ml, しょうゆ5g	鶏卵	50			1.0				
		みりん	1							(0.0)
	切干しだいこんの煮付け しょうゆ6g, だし汁80ml	切干しだいこん	10						＊	
		にんじん	20						＊	
		しいたけ	10						＊	
		豚ひき肉	20			0.5				
		砂糖	2							0.1
	きゅうりの浅漬け 食塩1g	きゅうり	60						＊	
	小計（6.8単位）			4.0		2.0			0.4	0.4
昼食	ごはん	ごはん	200	4.0						
	とり肉の南蛮焼き しょうゆ2g, 七味とうがらし少々	とりもも肉(皮付き)	80			2.0				
		しょうが	2						＊	
		みりん	2							0.1
		みそ	5							0.1
		にんにく	1						＊	
		植物油	3					0.3		
	（付け合わせ）	根深ねぎ	40						＊	
		ししとうがらし	10						＊	
		植物油	2					0.2		
	きょうなのサラダ 酢5g	きょうな	50						＊	
		かいわれだいこん	10						＊	
		にんじん	10						＊	
		しらす干し(半乾燥品)	20			0.5				
		植物油	5					0.5		
	パイナップル	パイナップル	75		0.5					
	小計（8.6単位）			4.0	0.5	2.5		1.0	0.4	0.2
夕食	ごはん	ごはん	200	4.0						
	とうふのみそ汁 だし汁120ml	とうふ(もめん)	30			0.3				
		みつば	2						＊	
		みそ	10							0.3
	たいの煮付け しょうゆ6g	たい(養殖)	80			2.0				
		たけのこ	30						＊	
		しょうが	1						＊	
		砂糖	2							0.1
		さやえんどう	3						＊	
	ズッキーニとエリンギのソテー 食塩0.5g	ズッキーニ	30						＊	
		ピーマン(赤)	10						＊	
		エリンギ	20						＊	
		オリーブ油	3					0.3		
	たたきごぼう 食塩1g	ごぼう	50						＊	
		砂糖	2							0.1
		ごま	3					0.2		
	小計（7.7単位）			4.0		2.3		0.5	0.4	0.5
間食	牛乳	牛乳(低脂肪牛乳)	200				1.3			
	いちご	いちご	125		0.5					
	小計（1.8単位）				0.5		1.3			
1日の合計（24.9単位）				12.0	1.0	6.8	1.3	1.5	1.2	1.1

注1）＊印は，野菜1.2単位350gが朝・昼・夕食に適宜配分されていることを示しています．
注2）(0.0)と表記されている食品は，単位数が0.1に満たないものです．
注3）料理名の下に記載した調味料は，エネルギー量がわずかなので，単位の計算に含めていません．

1日25単位（2000キロカロリー）／炭水化物50％のモデル献立（64〜67頁）食事献立表

	料理名	食品名	分量(g)	表1	表2	表3	表4	表5	表6	調味料
朝食	らい麦パン	らい麦パン	90	3.0						
	チンゲンサイと卵のスープ 固形コンソメ0.5g, 食塩0.5g	チンゲンサイ	40						＊	
		鶏卵	25			0.5				
	ソーセージのソテー 粒マスタード10g	ソーセージ	60			2.0				
		バター	2					0.2		
		サラダ菜	10						＊	
	野菜サラダ 酢7g, 食塩0.3g	きゅうり	25						＊	
		レタス	20						＊	
		トマト	25						＊	
		オリーブ油	5					0.5		
	小計（6.6単位）			3.0		2.5		0.7	0.4	
昼食	ごはん	ごはん	200	4.0						
	さばのみそ煮 しょうゆ3g	さば	100			2.5				
		みそ	10							0.3
		砂糖	3							0.2
		しょうが	4						＊	
	（付け合わせ）	根深ねぎ	30						＊	
	しゅんぎくのごま和え しょうゆ3g	しゅんぎく	50						＊	
		ごま	5					0.3		
		砂糖	3							0.2
	はくさいのゆず漬け 食塩0.7g	はくさい	40						＊	
		ゆずの皮	5		(0.0)					
	みかん	みかん	100		0.5					
	小計（8.4単位）			4.0	0.5	2.5		0.3	0.4	0.7
夕食	ごはん	ごはん	200	4.0						
	湯どうふ しょうゆ3g, 七味とうがらし1g, だし汁15ml	とうふ（もめん）	150			1.5				
		しいたけ	20						＊	
		とりもも肉（皮なし）	30			0.5				
		にんじん	10						＊	
		こんぶ	1						＊	
		みりん	2							0.1
		あさつき	3						＊	
	かぶと豚肉のソテー 食塩0.5g, こしょう少々	はくさい	20						＊	
		かぶ	30						＊	
		豚かたロース肉	40			1.0				
		植物油	5					0.5		
	みつばのからし和え 粉からし少々, しょうゆ2.5g	みつば	40						＊	
	小計（8.0単位）			4.0		3.0		0.5	0.4	0.1
間食	牛乳	牛乳（普通牛乳）	180				1.5			
	かき	かき	75		0.5					
	小計（2.0単位）				0.5		1.5			
	1日の合計（25.0単位）			11.0	1.0	8.0	1.5	1.5	1.2	0.8

注1）＊印は、野菜1.2単位350gが朝・昼・夕食に適宜配分されていることを示しています。
注2）(0.0)と表記されている食品は、単位数が0.1に満たないものです。
注3）料理名の下に記載した調味料は、エネルギー量がわずかなので、単位の計算に含めていません。

Part 2
糖尿病モデル献立のバリエーション

Part 2は，Part 1のモデル献立のバリエーション例です．モデル献立の各料理をどのように入れ替えることができるのか，その具体例を示しました．

1〜2品だけ入れ替えてもかまいませんし，全部を入れ替えてもかまいません．この例を参考にして，ご自身の好みにあわせて献立を工夫してみてください．糖尿病であっても，バラエティに富んだ食生活を楽しむことができる，ということをご理解いただければ幸いです．

糖尿病モデル献立のバリエーション

15単位 炭水化物60%
1200キロカロリーのモデル献立の応用
▶ 8頁のモデル献立の応用例です

朝食

	表1	表2	表3	表4	表5	表6	調味料	合計
朝食の単位	2	0.5	0.5	0.5	0.6	0.4	0.3	4.8

8頁のモデル献立
- フルーツヨーグルト
- リゾット
- はくさいとせりの刻みこんぶ和え

応用例
- コーンフレークのフルーツヨーグルト和え
- ツナサラダ
- コンソメスープ

コーンフレークのフルーツヨーグルト和え

パイナップル30gとマンゴー40gを角切りにします．皿にコーンフレーク40gを入れ，はちみつ8gを加えたヨーグルト（全脂無糖）60gをかけた上に，パイナップルとマンゴーを散らし，ミントの葉を飾ります．

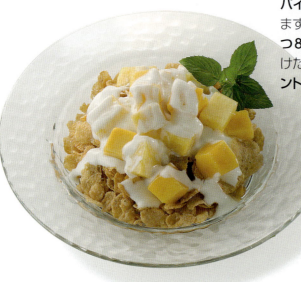

献立表は91頁を参照

糖尿病モデル献立のバリエーション

コンソメスープ

たまねぎ30gとセロリー20gは薄切りにし、鳥がらだし汁180mlで煮ます。食塩1g、こしょう少々で味を付けて、刻んだパセリ1gを飾ります。

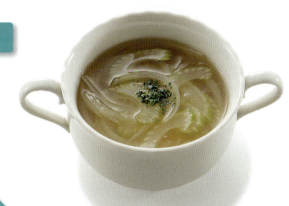

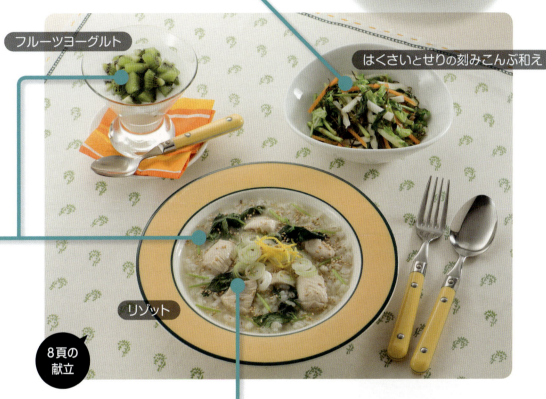

フルーツヨーグルト

はくさいとせりの刻みこんぶ和え

リゾット

8頁の献立

Part 2

15単位	**60%** / 55% / 50%
18単位	60% / 55% / 50%
20単位	60% / 55% / 50%
23単位	60% / 55% / 50%
25単位	60% / 55% / 50%

ツナサラダ

キャベツ50gを千切りにし、食塩0.5gでもんでおきます。まぐろ（缶詰油漬）15gをほぐし、マヨネーズ6g、こしょう少々、キャベツと和えます。トマト20gとパセリ1gを飾ります。

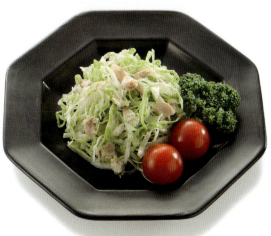

糖尿病モデル献立のバリエーション

15単位 炭水化物60%

1200キロカロリーのモデル献立の応用
▶ 9頁のモデル献立の応用例です

昼食

	表1	表2	表3	表4	表5	表6	調味料	合計
昼食の単位	2		1			0.4	0.4	3.8

9頁のモデル献立
- 麦ごはん　……▶
- とうふとかにのくず煮
- もやしとにんじんの和え物　……▶

応用例
- けんちんそば
- 五色なます

五色なます

だいこん50g, にんじん5g, きゅうり10g, もどした**干ししいたけ3g**は千切りにします. **酢7g**, **砂糖2g**, **食塩1g**で合わせ酢をつくり, 野菜を和えます. 千切りにした**ゆずの皮**を飾ります.

献立表は91頁参照

糖尿病モデル献立のバリエーション

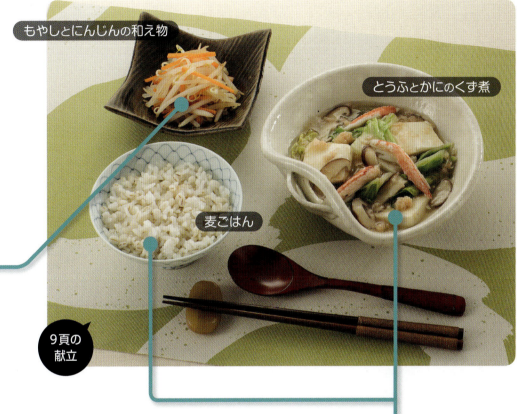

- もやしとにんじんの和え物
- とうふとかにのくず煮
- 麦ごはん
- 9頁の献立

	60%	55%	50%
15単位			
18単位			
20単位			
23単位			
25単位			

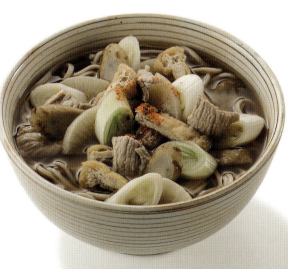

けんちんそば

豚もも肉30gは小口切り，**ごぼう18g**，**根深ねぎ20g**は斜め薄切り，**だいこん25g**は薄い半月切りにします．**だし汁250ml**で豚もも肉，ごぼう，だいこんを煮てから，油抜きした**あぶらあげ9g**，根深ねぎを加え，**しょうゆ12g**，**みりん12g**で味を付けます．最後に**そば（ゆで）120g**を入れ，**七味とうがらし少々**をふりかけます．

糖尿病モデル献立のバリエーション

15単位 炭水化物60%　1200キロカロリーのモデル献立の応用　夕食
▶ 10頁のモデル献立の応用例です

	表1	表2	表3	表4	表5	表6	調味料	合計
夕食の単位	3.1		1		0.4	0.4	0.1	5.0

10頁のモデル献立
- 麦ごはん
- かぶとさつまいものみそ汁
- かますのホイル焼き
- かきなます

応用例
- 麦ごはん
- 麦ごはん
- 卵焼きのきのこあんかけ
- チンゲンサイのピーナッツ和え

チンゲンサイのピーナッツ和え
チンゲンサイ80g, にんじん5gを切り, ゆでます. ピーナッツ3gをすり, しょうゆ6g, 砂糖1.5g, だし汁4mlを加え, チンゲンサイ, にんじんと和えます

献立表は91頁を参照

糖尿病モデル献立のバリエーション

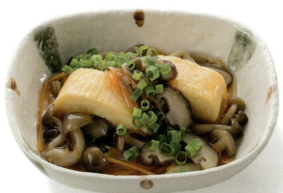

鶏卵50gを割ってほぐして，食塩0.2gで味を付け，サラダ油2gで焼きます．しめじ20gは小分けにし，しいたけ20g，にんじん20g，にんにく0.5gを薄切りにして，鳥がらだし汁60mlで煮て，食塩0.5g，しょうゆ3gで味を付けて，かたくり粉1.5gを水で溶いてとろみをつけます．最後に葉ねぎ3gを小口切りにして飾ります．

卵焼きのきのこあんかけ

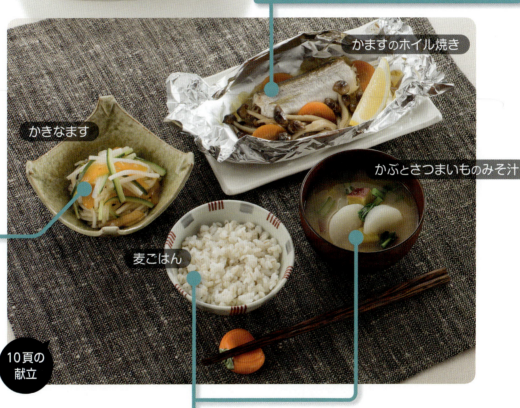

- かますのホイル焼き
- かきなます
- かぶとさつまいものみそ汁
- 麦ごはん
- 10頁の献立

15単位	
60%	
55%	
50%	

18単位	
60%	
55%	
50%	

20単位	
60%	
55%	
50%	

23単位	
60%	
55%	
50%	

25単位	
60%	
55%	
50%	

麦ごはん

米と押し麦2：1で炊いた麦ごはん150gを盛り付けます．

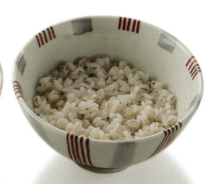

糖尿病モデル献立のバリエーション

15単位 炭水化物60%
1200キロカロリーのモデル献立の応用
▶ 11頁のモデル献立の応用例です

間食

	表1	表2	表3	表4	表5	表6	調味料	合計
間食の単位		0.5		1				1.5

11頁のモデル献立
● ホットミルク

応用例
● ミックスジュース

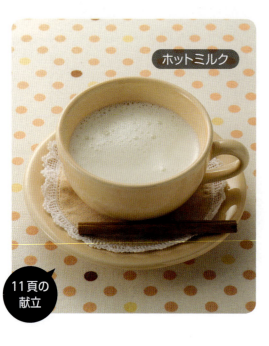
ホットミルク
11頁の献立

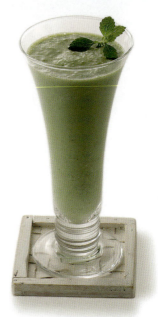
ミックスジュース

牛乳120ml、バナナ30g、りんご25g、こまつな10gをミキサーにかけます。**レモンバームの葉**を添えます。

献立表は91頁を参照

糖尿病モデル献立のバリエーション

1日15単位（1200キロカロリー）／炭水化物60％のモデル献立の応用（84～90頁）食事献立表

	料理名	食品名	分量(g)	表1	表2	表3	表4	表5	表6	調味料
朝食	コーンフレークの フルーツヨーグルト和え ミントの葉	コーンフレーク	40	2.0						
		マンゴー	40		0.3					
		パイナップル	30		0.2					
		ヨーグルト（全脂無糖）	60				0.5			
		はちみつ	8							0.3
	コンソメスープ 鳥がらだし汁180ml, こしょう少々, 食塩1g	たまねぎ	30						＊	
		セロリー	20						＊	
		パセリ	1						＊	
	ツナサラダ こしょう少々, 食塩0.5g	まぐろ（缶詰油漬）	15			0.5				
		トマト	20						＊	
		キャベツ	50						＊	
		マヨネーズ	6					0.6		
		パセリ	1						＊	
	小計（4.8単位）			2.0	0.5	0.5	0.5	0.6	0.4	0.3
昼食	けんちんそば だし汁250ml, しょうゆ12g, 七味とうがらし少々	そば（ゆで）	120	2.0						
		豚もも肉	30			0.5				
		だいこん	25						＊	
		ごぼう	18						＊	
		根深ねぎ	20						＊	
		あぶらあげ	9			0.5				
		みりん	12							0.3
	五色なます 酢7g, 食塩1g, ゆずの皮	だいこん	50						＊	
		にんじん	5						＊	
		きゅうり	10						＊	
		干ししいたけ	3						＊	
		砂糖	2							0.1
	小計（3.8単位）			2.0		1.0			0.4	0.4
夕食	麦ごはん	ごはん	100	2.0						
		押し麦（炊）	50	1.0						
	卵焼きのきのこあんかけ 食塩0.7g, 鳥がらだし汁60ml, しょうゆ3g	鶏卵	50			1.0				
		葉ねぎ	3						＊	
		サラダ油	2					0.2		
		しめじ	20						＊	
		しいたけ	20						＊	
		にんじん	20						＊	
		にんにく	0.5						＊	
		かたくり粉	1.5	0.1						
	チンゲンサイのピーナッツ和え しょうゆ6g, だし汁4ml	チンゲンサイ	80						＊	
		にんじん	5						＊	
		ピーナッツ	3					0.2		
		砂糖	1.5							0.1
	小計（5.0単位）			3.1		1.0		0.4	0.4	0.1
間食	ミックスジュース レモンバームの葉	牛乳（普通牛乳）	120				1.0			
		バナナ	30		0.3					
		りんご	25		0.2					
		こまつな	10						＊	
	小計（1.5単位）				0.5		1.0		(0.0)	
1日の合計（15.1単位）				7.1	1.0	2.5	1.5	1.0	1.2	0.8

15単位
60％
55％
50％

18単位
60％
55％
50％

20単位
60％
55％
50％

23単位
60％
55％
50％

25単位
60％
55％
50％

注1）＊印は、野菜1.2単位350gが朝・昼・夕食に適宜配分されていることを示しています．
注2）（0.0）と表記されている食品は，単位数が0.1に満たないものです．
注3）料理名の下に記載した調味料は、エネルギー量がわずかなので、単位の計算に含めていません．

糖尿病モデル献立のバリエーション

18単位 炭水化物60%
1440キロカロリーのモデル献立の応用
▶ 20頁のモデル献立の応用例です

朝食

	表1	表2	表3	表4	表5	表6	調味料	合計
朝食の単位	3	0.5	1	1.5	0.5	0.4	0.1	7.0

20頁のモデル献立 → 応用例

- ごはん → トースト
- がんもどきと野菜の煮物 → ボイルドソーセージ
- → 野菜と卵のスープ
- こまつなとエリンギのソテー → だいこんときょうなのサラダ
- アメリカンチェリー → ぶどう
- 牛乳 → 牛乳

牛乳

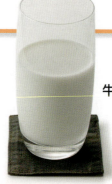

牛乳は180mlにします。

だいこんときょうなのサラダ

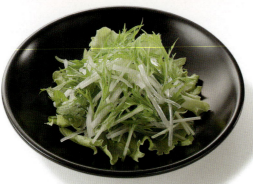

だいこん20g、きょうな20g、レタス10gを盛り付けます。だし汁5ml、しょうゆ4g、酢3g、レモンの果汁3mlを合わせてドレッシングにします。

献立表は99頁を参照

トースト

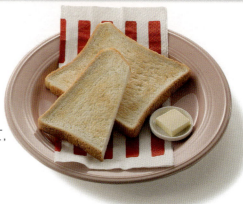

食パン90gをトーストにして、バター5gを添えます。

Part 2

- 15単位 60% / 55% / 50%
- 18単位 **60%** / 55% / 50%
- 20単位 60% / 55% / 50%
- 23単位 60% / 55% / 50%
- 25単位 60% / 55% / 50%

糖尿病モデル献立のバリエーション 93

ぶどう

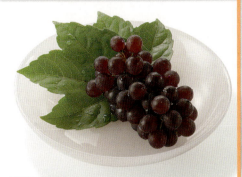

ぶどう75gを盛り付けます。

ボイルドソーセージ

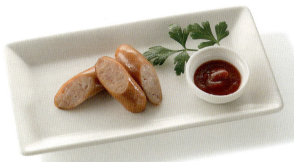

ソーセージ25gを斜め半分に切って、ゆでます。
トマトケチャップ6gを添えます。

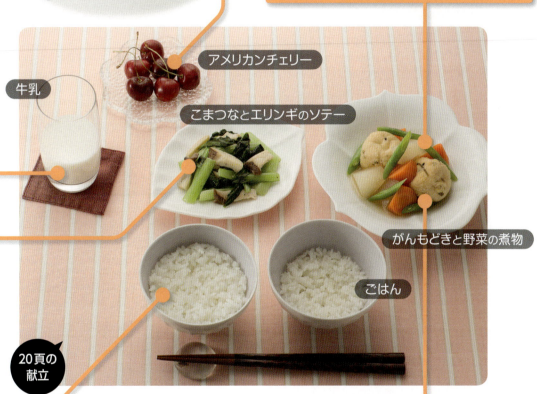

- 牛乳
- アメリカンチェリー
- こまつなとエリンギのソテー
- がんもどきと野菜の煮物
- ごはん
- 20頁の献立

野菜と卵のスープ

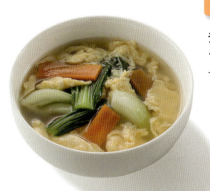

チンゲンサイ50gとにんじん10gを中華だし汁130mlで煮ます。溶いた鶏卵10gをまわし入れて、食塩0.2g、こしょう少々で味を付けます。

15単位
60%
55%
50%

18単位
60%
55%
50%

20単位
60%
55%
50%

23単位
60%
55%
50%

25単位
60%
55%
50%

糖尿病モデル献立のバリエーション

18単位 炭水化物60%

1440キロカロリーのモデル献立の応用
▶ 21頁のモデル献立の応用例です

　昼食

	表1	表2	表3	表4	表5	表6	調味料	合計
昼食の単位	3		1.5			0.4	0.2	5.1

21頁のモデル献立
- 蒸しずし
- しゅんぎくときくの花のお浸し
- 夕食の牛肉の冷しゃぶ
- なすの炒め煮
- えのきだけのすまし汁

応用例
- ごはん
- とり肉と野菜の塩こうじ焼き
- 筑前煮
- ベビーリーフときのこのサラダ

筑前煮の生あげ0.5単位分は夕食の冷しゃぶの牛肉から

筑前煮

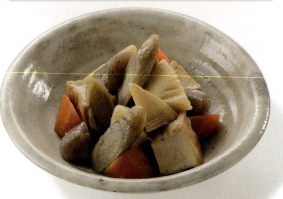

生あげ30g，たけのこ25g，にんじん20g，こんにゃく10g，ごぼう20gを，だし汁50ml，砂糖3g，しょうゆ6gで煮ます．

献立表は99頁を参照

とり肉と野菜の塩こうじ焼き

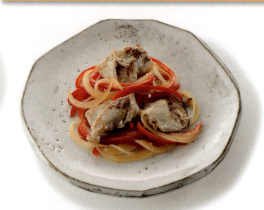

とりもも肉（皮なし）60gに食塩0.2gと塩こうじ6gを加えて漬けます．とりもも肉を焼いて，ごま少々をふりかけます．ピーマン（赤）20g，たまねぎ20gを炒めます．

糖尿病モデル献立のバリエーション

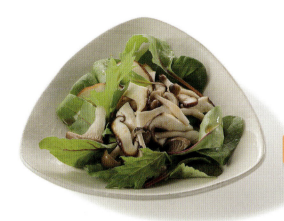

しめじ20g, エリンギ20g, しいたけ20gを, 食塩0.2g, こしょう少々で味を付けます. ベビーリーフ20g, きのこを盛り付けます. 酢4g, しょうゆ3g, おろしたたまねぎ10g, にんにく1gを合わせてドレッシングにします.

ベビーリーフときのこのサラダ

Part 2

15単位
60%
55%
50%

18単位
60%
55%
50%

20単位
60%
55%
50%

23単位
60%
55%
50%

25単位
60%
55%
50%

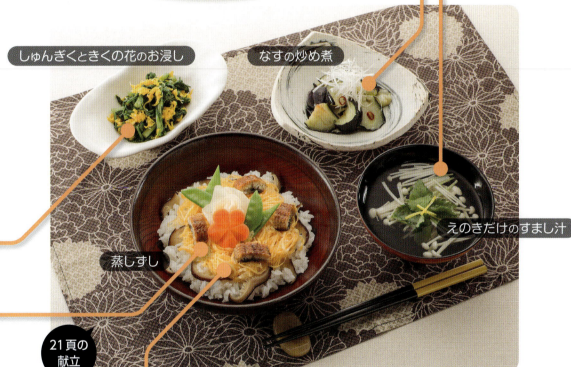

しゅんぎくときくの花のお浸し
なすの炒め煮
えのきだけのすまし汁
蒸しずし
21頁の献立

ごはん

ごはん150gを盛り付けます.

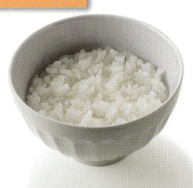
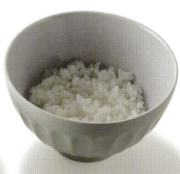

糖尿病モデル献立のバリエーション

18単位 炭水化物60%

1440キロカロリーのモデル献立の応用 — 夕食
▶ 22頁のモデル献立の応用例です

	表1	表2	表3	表4	表5	表6	調味料	合計
夕食の単位	3		1		0.5	0.4	0.3	5.2

15単位
60%
55%
50%

18単位
60%
55%
50%

20単位
60%
55%
50%

23単位
60%
55%
50%

25単位
60%
55%
50%

22頁のモデル献立
- 玄米ごはん
- 牛肉の冷しゃぶ
- きゅうりとわかめの酢の物
- アスパラガスともやしのさっと煮

応用例
- ごはん
- かれいのソテー
- 昼食の筑前煮へ
- うどの酢みそ和え
- ながいものジュレかけ

うどの酢みそ和え

白みそ6g, 砂糖2g, 酢6g, 日本酒4mlを合わせ, 酢みそにします. うど60g, わかめ10gを酢みそで和えます.

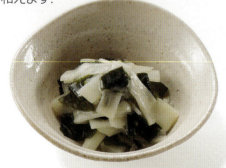

ごはん

ごはん125gを盛り付けます.

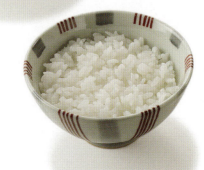
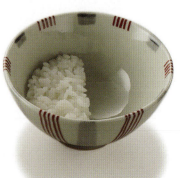

献立表は99頁を参照

糖尿病モデル献立のバリエーション

ながいものジュレかけ

だし汁8ml、酢4g、しょうゆ3gにゼラチン0.2gを混ぜ、ゼラチンが溶けるまで電子レンジで加熱します。冷やして固めたジュレをながいも60gにかけます。

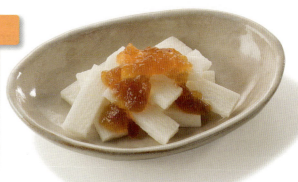

アスパラガスともやしのさっと煮

きゅうりとわかめの酢の物

牛肉の冷しゃぶ

玄米ごはん

22頁の献立

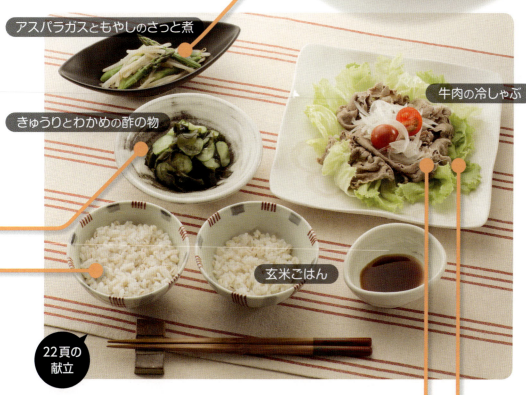

15単位	60%	
	55%	
	50%	
18単位	**60%**	
	55%	
	50%	
20単位	60%	
	55%	
	50%	
23単位	60%	
	55%	
	50%	
25単位	60%	
	55%	
	50%	

冷しゃぶの牛肉0.5単位分は昼食の筑前煮の生あげへ

かれいのソテー

かれい80gに食塩0.4g、こしょう少々をふり、バター5gで焼いて、しょうゆ2gを加えます。
（付け合わせ）ゆでたブロッコリー30g、トマト20g、レモン5gを添えます。

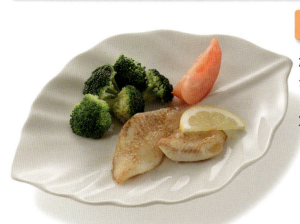

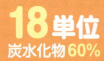

18単位 炭水化物60%　1440キロカロリーのモデル献立の応用　間食
▶ 23頁のモデル献立の応用例です

	表1	表2	表3	表4	表5	表6	調味料	合計
間食の単位		0.5						0.5

23頁のモデル献立		応用例
● ミルクティー	……▷	● 紅茶
● メロン	……▷	● 焼きりんご

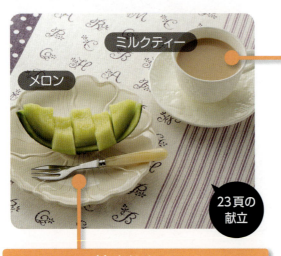

23頁の献立

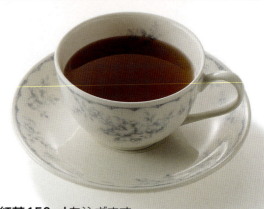

紅茶

紅茶150mlを注ぎます．

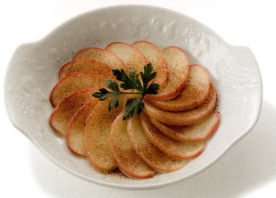

焼きりんご

りんご75gを薄切りにして電子レンジで加熱します．**シナモン0.1g**をふりかけます．

献立表は99頁を参照

糖尿病モデル献立のバリエーション

1日18単位（1440キロカロリー）／炭水化物60%のモデル献立の応用（92〜98頁）食事献立表

	料理名	食品名	分量(g)	表1	表2	表3	表4	表5	表6	調味料
朝食	トースト	食パン	90	3.0						
		バター	5					0.5		
	野菜と卵のスープ 中華だし汁130ml, 食塩0.2g, こしょう少々	チンゲンサイ	50						*	
		にんじん	10						*	
		鶏卵	10			0.2				
	ボイルドソーセージ	ソーセージ	25			0.8				
		トマトケチャップ	6							0.1
	だいこんときょうなのサラダ だし汁5ml, しょうゆ4g, 酢3g, レモンの果汁3ml	だいこん	20						*	
		きょうな	20						*	
		レタス	10						*	
	ぶどう	ぶどう	75		0.5					
	牛乳	牛乳(普通牛乳)	180				1.5			
	小計（7.0単位）			3.0	0.5	1.0	1.5	0.5	0.4	0.1
昼食	ごはん	ごはん	150	3.0						
	とり肉と野菜の塩こうじ焼き 食塩0.2g, 塩こうじ6g, ごま少々	とりもも肉（皮なし）	60			1.0				
		ピーマン（赤）	20						*	
		たまねぎ	20						*	
	筑前煮 しょうゆ6g, だし汁50ml	こんにゃく	10						*	
		生あげ	30			0.5				
		たけのこ	25						*	
		にんじん	20						*	
		ごぼう	20						*	
		砂糖	3							0.2
	ベビーリーフときのこのサラダ 食塩0.2g, こしょう少々, 酢4g, しょうゆ3g	しめじ	20						*	
		エリンギ	20						*	
		しいたけ	20						*	
		ベビーリーフ	20						*	
		たまねぎ	10						*	
		にんにく	1						*	
	小計（5.1単位）			3.0		1.5			0.4	0.2
夕食	ごはん	ごはん	125	2.5						
	かれいのソテー 食塩0.4g, しょうゆ2g, こしょう少々	かれい	80			1.0				
		バター	5					0.5		
	（付け合わせ）	ブロッコリー	30						*	
		トマト	20						*	
		レモン	5		(0.0)					
	うどの酢みそ和え 酢6g, 日本酒4ml	うど	60						*	
		わかめ	10						*	
		白みそ	6							0.2
		砂糖	2							0.1
	ながいものジュレかけ だし汁8ml, 酢4g, しょうゆ3g, ゼラチン0.2g	ながいも	60	0.5						
	小計（5.2単位）			3.0		1.0		0.5	0.4	0.3
間食	紅茶	紅茶	150							
	焼きりんご シナモン0.1g	りんご	75		0.5					
	小計（0.5単位）				0.5					
1日の合計（17.8単位）				9.0	1.0	3.5	1.5	1.0	1.2	0.6

注1）＊印は、野菜1.2単位350gが朝・昼・夕食に適宜配分されていることを示しています。
注2）（0.0）と表記されている食品は、単位数が0.1に満たないものです。
注3）料理名の下に記載した調味料は、エネルギー量がわずかなので、単位の計算に含めていません。

15単位
60%
55%
50%

18単位
60%
55%
50%

20単位
60%
55%
50%

23単位
60%
55%
50%

25単位
60%
55%
50%

糖尿病モデル献立のバリエーション

20単位 炭水化物60%　1600キロカロリーのモデル献立の応用　朝食
▶ 32頁のモデル献立の応用例です

	表1	表2	表3	表4	表5	表6	調味料	合計
朝食の単位	3	0.5	1	1.4	0.1	0.4	0.1	6.5

32頁のモデル献立 → 応用例

- フランスパン → ごはん
- かぼちゃのポタージュ → 牛乳
- ヨーグルトのはちみつかけ → 肉野菜炒め
- ハムと野菜の盛り合わせ → 卵どうふ
- → なすのやわらか煮
- 昼食のマスカット → いちご

いちご（昼食のマスカットから）

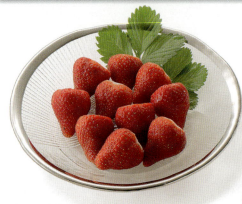

いちご125gを盛り付けます

献立表は107頁を参照

牛乳

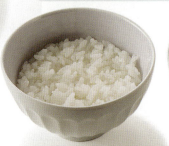

牛乳は170mlにします．

ごはん

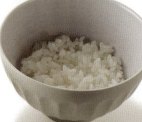

ごはん150gを盛り付けます．

糖尿病モデル献立のバリエーション 101

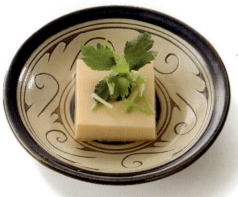

卵どうふ

だし汁35ml, 鶏卵25g, しょうゆ0.5g, 食塩0.2gを混ぜ合わせ, 容器に流し入れて蒸します. みつば2gを飾ります. だし汁15ml, しょうゆ0.5g, 食塩0.1g, みりん1gを一煮立ちさせて上からかけます.

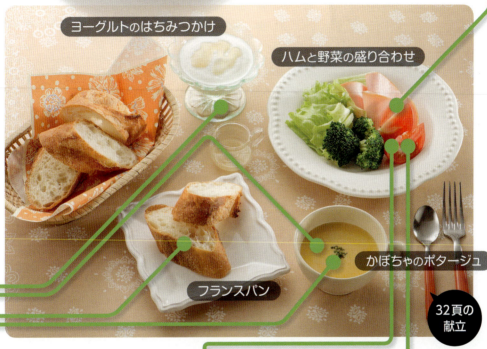

ヨーグルトのはちみつかけ
ハムと野菜の盛り合わせ
フランスパン
かぼちゃのポタージュ

32頁の献立

15単位 60% 55% 50%
18単位 60% 55% 50%
20単位 **60%** 55% 50%
23単位 60% 55% 50%
25単位 60% 55% 50%

なすのやわらか煮

なす50gをだし汁30ml, みりん2g, しょうゆ2.5gで煮ます. さやいんげん10gをゆでて加えます.

肉野菜炒め

細切りにした豚もも肉30gを植物油1gで炒めます. 切ったにら20g, もやし50gを加えて炒め, しょうゆ2g, 食塩0.4g, こしょう少々で味を付けます.

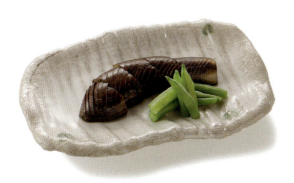
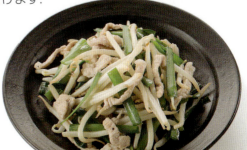

1600キロカロリーのモデル献立の応用 昼食

20単位　炭水化物60%

▶ 33頁のモデル献立の応用例です

	表1	表2	表3	表4	表5	表6	調味料	合計
昼食の単位	3		1.5		0.2	0.4	0.6	5.7

33頁のモデル献立 → 応用例

- 玄米ごはん …→ ● ちらしずし
- だし巻き卵ときんぴら
- こまつなのお浸し …→ ● ほうれん草のごま和え
- とうふとわかめのみそ汁 …→ ● はまちの赤だし
- マスカット …→ ● 朝食のいちごへ

マスカットは朝食のいちごへ

ほうれん草のごま和え

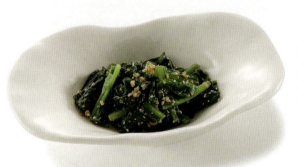

ほうれん草80gをゆでて、適当な大きさに切ります。ごま1gをすって、しょうゆ3gとともにほうれん草と和えます。

献立表は107頁を参照

糖尿病モデル献立のバリエーション

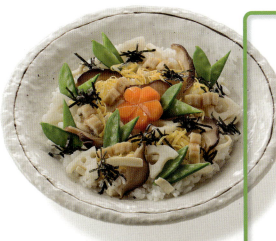

ちらしずし

ごはん150gに，酢8g，砂糖2.5g，食塩0.5gを合わせ，すしめしをつくります．もどした凍りどうふ6g，干ししいたけ1.5g，にんじん6g，あなご12g，れんこん10gを適当な大きさに切り，砂糖2g，みりん3.5g，しょうゆ2.5g，食塩0.2gで煮て，すしめしに混ぜ合わせます．器に盛り付け，さやえんどう10gをゆで，鶏卵10gを植物油0.5gで錦糸卵にし，のり少々と飾ります．

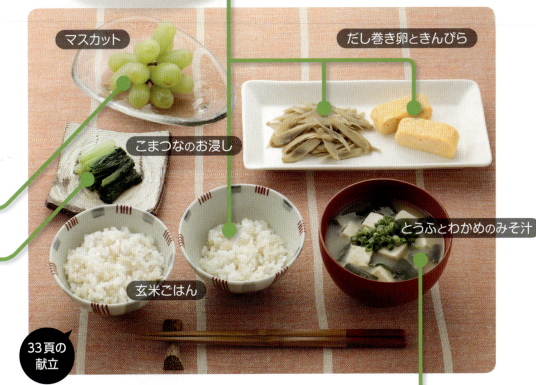

マスカット
だし巻き卵ときんぴら
こまつなのお浸し
とうふとわかめのみそ汁
玄米ごはん
33頁の献立

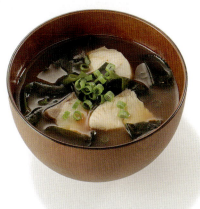

はまちの赤だし

だし汁150mlではまち20gを煮て，わかめ10gを加え，みそ12gを溶かし入れます．椀に盛り付け，葉ねぎ5gを散らします．

15単位	60% / 55% / 50%
18単位	60% / 55% / 50%
20単位	**60%** / 55% / 50%
23単位	60% / 55% / 50%
25単位	60% / 55% / 50%

1600キロカロリーのモデル献立の応用

20単位 炭水化物60%

▶ 34頁のモデル献立の応用例です

夕食

	表1	表2	表3	表4	表5	表6	調味料	合計
夕食の単位	4		2	0.1	0.7	0.4	0.1	7.3

34頁のモデル献立
- ごはん
- さけのバター焼き
- はくさいとひじきの和え物
- かぶとウインナーソーセージのスープ煮

応用例
- ごはん
- ハンバーグ
- トマトとアボカドのサラダ
- きのこスープ

きのこスープ

しめじ10gは小房にし、マッシュルーム10gとしいたけ10gを薄切り、ベーコン4gを細切りにします。水100mlに固形コンソメ1gを加えて、しめじ、マッシュルーム、しいたけ、ベーコンを煮て、食塩0.2g、こしょう少々で味を付けます。イタリアンパセリ5gを飾ります。

献立表は107頁を参照

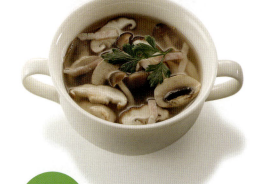

ごはん

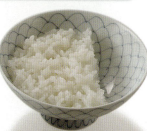

ごはん175gを盛り付けます。

糖尿病モデル献立のバリエーション　105

Part 2

トマト50gを薄切りにします．たまねぎ8gとアボカド8gを切って，果実酢3g，オリーブ油2g，食塩0.2g，こしょう少々と混ぜ合わせ，トマトにかけます．

トマトとアボカドのサラダ

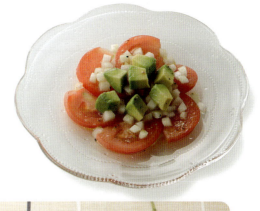

はくさいとひじきの和え物

さけのバター焼き

かぶとウインナーソーセージのスープ煮

ごはん

34頁の献立

ハンバーグ

たまねぎ35gをみじん切りにし，パン粉2gを牛乳7mlにひたし，牛ひき肉35g，豚ひき肉35g，鶏卵8g，食塩0.2g，こしょう少々とよくねり合わせます．植物油1gで焼き，トマトケチャップ6gにウスターソース3gを合わせたソースをかけます．
（付け合わせ）じゃがいも40gをゆで，パセリ少々，食塩0.2gを加えます．ブロッコリー30gをゆでます．

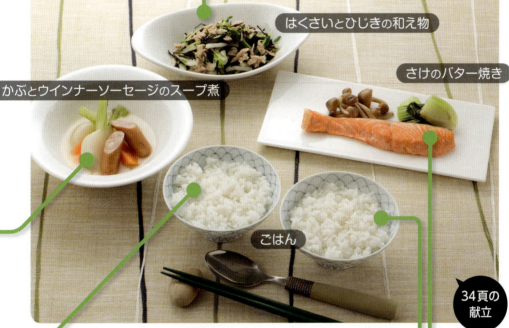

15単位
60%
55%
50%

18単位
60%
55%
50%

20単位
60%
55%
50%

23単位
60%
55%
50%

25単位
60%
55%
50%

糖尿病モデル献立のバリエーション

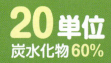
20単位 炭水化物60%

1600キロカロリーのモデル献立の応用
▶ 35頁のモデル献立の応用例です

間食

	表1	表2	表3	表4	表5	表6	調味料	合計
間食の単位		0.5						0.5

35頁のモデル献立
● びわ

········> **応用例**
● バレンシアオレンジ

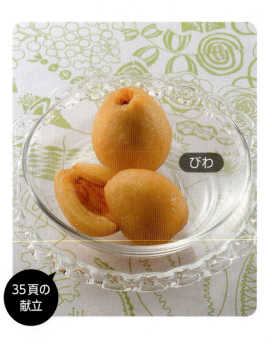
びわ

35頁の献立

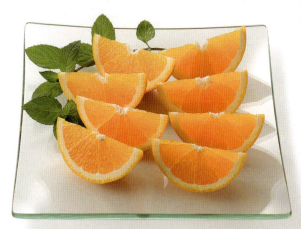
バレンシアオレンジ

バレンシアオレンジ100gを切って盛り付けます。

献立表は107頁を参照

1日20単位（1600キロカロリー）／炭水化物60%のモデル献立の応用（100〜106頁）食事献立表

	料理名	食品名	分量(g)	表1	表2	表3	表4	表5	表6	調味料
朝食	ごはん	ごはん	150	3.0						
	牛乳	牛乳（普通牛乳）	170				1.4			
	肉野菜炒め しょうゆ2g, 食塩0.4g, こしょう少々	もやし	50						*	
		にら	20						*	
		豚もも肉	30			0.5				
		植物油	1					0.1		
	卵どうふ だし汁50ml, しょうゆ1g, 食塩0.3g	鶏卵	25			0.5				
		みりん	1							(0.0)
		みつば	2						*	
	なすのやわらか煮 だし汁30ml, しょうゆ2.5g	なす	50						*	
		さやいんげん	10						*	
		みりん	2							0.1
	いちご	いちご	125		0.5					
	小計（6.5単位）			3.0	0.5	1.0	1.4	0.1	0.4	0.1
昼食	ちらしずし しょうゆ2.5g, 食塩0.7g, 酢8g	ごはん	150	3.0						
		砂糖	4.5							0.2
		凍りどうふ	6			0.3				
		にんじん	6						*	
		れんこん	10						*	
		干ししいたけ	1.5						*	
		あなご	12			0.3				
		さやえんどう	10						*	
		鶏卵	10			0.2				
		みりん	3.5							0.1
		植物油	0.5					0.1		
		のり	少々						*	
	はまちの赤だし だし汁150ml	はまち	20			0.7				
		葉ねぎ	5						*	
		わかめ	10						*	
		みそ	12							0.3
	ほうれん草のごま和え しょうゆ3g	ほうれん草	80						*	
		ごま	1					0.1		
	小計（5.7単位）			3.0		1.5		0.2	0.4	0.6
夕食	ごはん	ごはん	175	3.5						
	きのこスープ 固形コンソメ1g, 食塩0.2g, こしょう少々	しめじ	10						*	
		マッシュルーム	10						*	
		しいたけ	10						*	
		ベーコン	4					0.2		
		イタリアンパセリ	5						*	
	ハンバーグ 食塩0.2g, こしょう少々, ウスターソース3g	牛ひき肉	35			0.9				
		豚ひき肉	35			0.9				
		たまねぎ	35						*	
		牛乳（普通牛乳）	7				0.1			
		パン粉	2	0.1						
		鶏卵	8			0.2				
		植物油	1					0.1		
		トマトケチャップ	6							0.1
	（付け合わせ） 食塩0.2g	じゃがいも	40	0.4						
		パセリ	少々						*	
		ブロッコリー	30						*	
	トマトとアボカドのサラダ 果実酢3g, 食塩0.2g, こしょう少々	トマト	50						*	
		たまねぎ	8						*	
		アボカド	8					0.2		
		オリーブ油	2					0.2		
	小計（7.3単位）			4.0		2.0	0.1	0.7	0.4	0.1
間食	バレンシアオレンジ	バレンシアオレンジ	100		0.5					
	小計（0.5単位）				0.5					
1日の合計（20.0単位）				10.0	1.0	4.5	1.5	1.0	1.2	0.8

注1) *印は, 野菜1.2単位350gが朝・昼・夕食に適宜配分されていることを示しています.
注2) (0.0)と表記されている食品は, 単位数が0.1に満たないものです.
注3) 料理名の下に記載した調味料は, エネルギー量がわずかなので, 単位の計算に含めていません.

108　糖尿病モデル献立のバリエーション

23単位 炭水化物60%
1840キロカロリーのモデル献立の応用
▶ 44頁のモデル献立の応用例です

朝食

	表1	表2	表3	表4	表5	表6	調味料	合計
朝食の単位	4	0.5	1		0.3	0.4	0.3	6.5

44頁のモデル献立 → 応用例
- オープンサンドイッチ → 玄米ごはん
- → いり卵
- → 焼きなす
- → キャベツとにらのみそ汁
- くだもの → なしのミント添え
- コーヒー

焼きなす

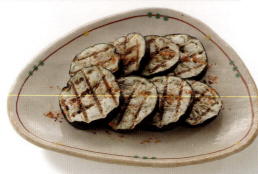

なす50gを輪切りにして網焼きにし、七味とうがらし少々をかけます.

玄米ごはん

玄米ごはん200gを盛り付けます.

献立表は115頁を参照

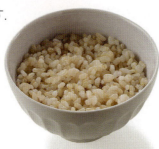
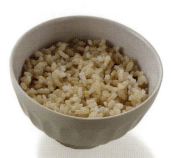

糖尿病モデル献立のバリエーション

なしのミント添え

なし100gを盛り付けて、ミントの葉を添えます．

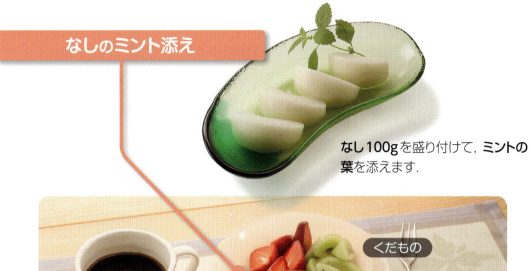

- コーヒー
- くだもの
- オープンサンドイッチ
- 44頁の献立

15単位	18単位	20単位	23単位	25単位
60%	60%	60%	**60%**	60%
55%	55%	55%	55%	55%
50%	50%	50%	50%	50%

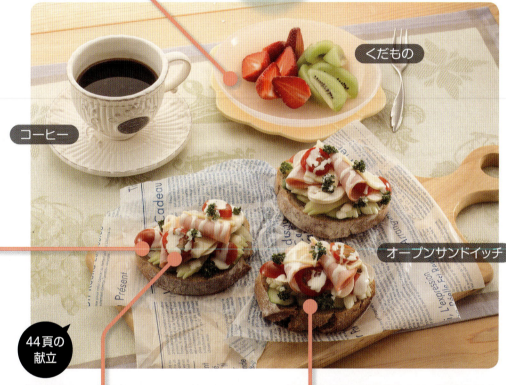

いり卵

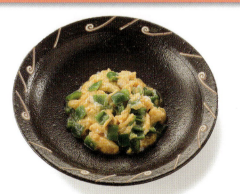

溶いた鶏卵50gに切ったピーマン30g，日本酒3ml，食塩0.2gを合わせ，植物油3gでいります．

キャベツとにらのみそ汁

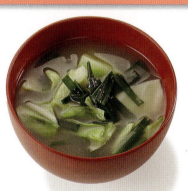

キャベツ20gとにら20gを細切りにしてだし汁150mlで煮て，みそ10gを溶き入れます．

糖尿病モデル献立のバリエーション

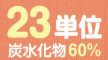

1840キロカロリーのモデル献立の応用 昼食

▶ 45頁のモデル献立の応用例です

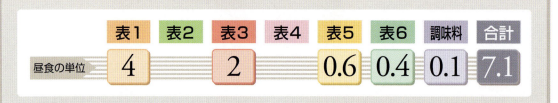

	表1	表2	表3	表4	表5	表6	調味料	合計
昼食の単位	4		2		0.6	0.4	0.1	7.1

45頁のモデル献立
- 麦ごはん
- さわらの漬け焼き
- とろろ汁
- なのはなのからし和え
- おくらとわかめの二杯酢

応用例
- 肉みそうどん
- ふかしいも
- トマトとセロリーのごまドレッシング和え

肉みそうどん

うどん（ゆで）**240g**を盛ります．**豚ひき肉60g**とみじん切りにした**根深ねぎ10g**を**植物油4g**で炒めて，水切りしてあらくつぶした**とうふ（もめん）50g**を加えて，**甜麺醤（テンメンジャン）8g**，**砂糖2g**，**日本酒5ml**，**しょうゆ5g**，**酢3g**，**ラー油1g**を合わせて煮絡めます．**チンゲンサイ30g**をゆでて添えます．

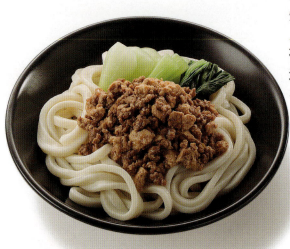

献立表は115頁を参照

糖尿病モデル献立のバリエーション 111

トマトとセロリーのごまドレッシング和え

トマト40gとセロリー40gを適当な大きさに切って，**ごま油**1g，**食塩**0.2g，**酢**5gで和えます．

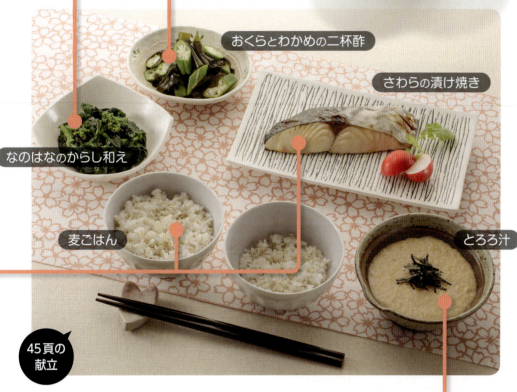

- おくらとわかめの二杯酢
- さわらの漬け焼き
- なのはなのからし和え
- 麦ごはん
- とろろ汁

45頁の献立

15単位	60% / 55% / 50%
18単位	60% / 55% / 50%
20単位	60% / 55% / 50%
23単位	**60%** / 55% / 50%
25単位	60% / 55% / 50%

ふかしいも

さつまいも60gをふかします．

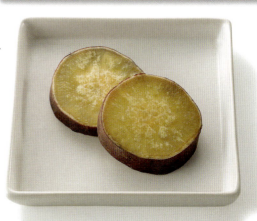

糖尿病モデル献立のバリエーション

23単位 炭水化物60%
1840キロカロリーのモデル献立の応用
▶ 46頁のモデル献立の応用例です

夕食

	表1	表2	表3	表4	表5	表6	調味料	合計
夕食の単位	4		2		0.5	0.4	0.3	7.2

46頁のモデル献立		応用例
● ごはん	⋯⋯▷	● あずきごはん
● とり肉のソテー マスタードソースかけ	⋯⋯▷	● かつおのたたき
	⋯⋯▷	● きょうなのお浸し
● かぶの煮物	⋯⋯▷	● こんにゃくと野菜の炒め煮
● 半月卵の吸い物	⋯⋯▷	● かまぼこの吸い物

15単位
60%
55%
50%

18単位
60%
55%
50%

20単位
60%
55%
50%

23単位
60%
55%
50%

25単位
60%
55%
50%

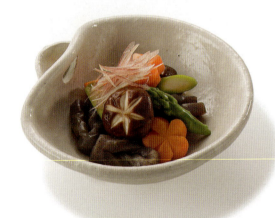

こんにゃくと野菜の炒め煮

こんにゃく70g、にんじん40g、しいたけ20gを植物油5gで炒めて、だし汁30ml、みりん4g、しょうゆ3gで煮て、ゆでたアスパラガス20gを合わせます。千切りしたみょうが10gを盛ります。

あずきごはん

あずきごはん205gを盛り付けます。

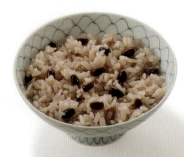
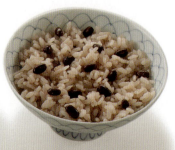

献立表は115頁を参照

糖尿病モデル献立のバリエーション

きょうな50gをゆでてしぼって,適当な大きさに切ります。**しょうゆ2g**とだし汁2mlを合わせてかけます。

かつお(春獲り)120gをたたきにします。そぎ切りにして,**酒かす7g**をだし汁5mlで伸ばしてかけます。

きょうなのお浸し

かつおのたたき

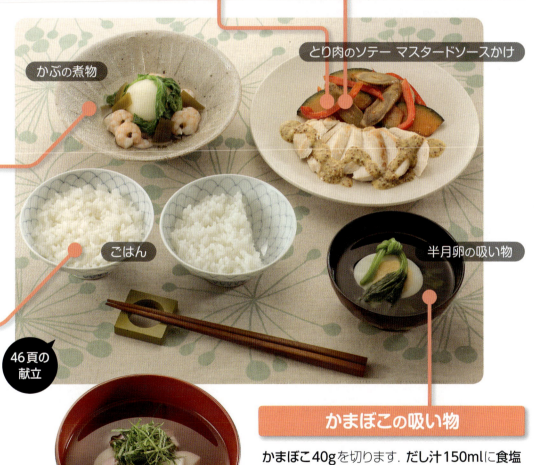

- かぶの煮物
- とり肉のソテー マスタードソースかけ
- ごはん
- 半月卵の吸い物
- 46頁の献立

かまぼこの吸い物

かまぼこ40gを切ります。だし汁150mlに**食塩0.5g**,**しょうゆ1g**で味を付けて注ぎます。しそ3gを散らします。

15単位	60% / 55% / 50%
18単位	60% / 55% / 50%
20単位	60% / 55% / 50%
23単位	**60%** / 55% / 50%
25単位	60% / 55% / 50%

糖尿病モデル献立のバリエーション

23単位 炭水化物60%

1840キロカロリーのモデル献立の応用 —間食—

▶ 47頁のモデル献立の応用例です

	表1	表2	表3	表4	表5	表6	調味料	合計
間食の単位		0.5		1.5				2.0

47頁のモデル献立
- ラッシー
- くだものと緑茶羹（りょくちゃかん）

応用例
- 牛乳
- ネクタリン

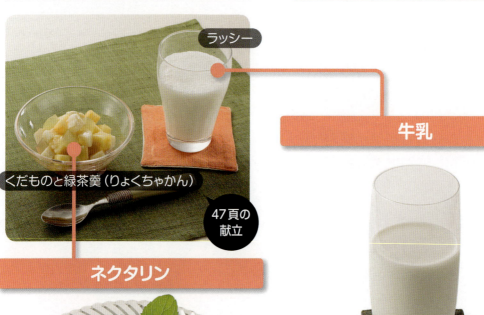

47頁の献立

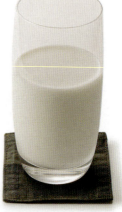

牛乳は180mlにします。

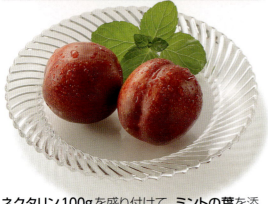

ネクタリン100gを盛り付けて、ミントの葉を添えます。

献立表は115頁を参照

糖尿病モデル献立のバリエーション

1日23単位（1840キロカロリー）／炭水化物60％のモデル献立の応用（108〜114頁）食事献立表

	料理名	食品名	分量(g)	表1	表2	表3	表4	表5	表6	調味料
朝食	玄米ごはん	玄米ごはん	200	4.0						
	キャベツとにらのみそ汁 だし汁150ml	キャベツ	20						＊	
		にら	20						＊	
		みそ	10							0.3
	いり卵 日本酒3ml, 食塩0.2g	鶏卵	50			1.0				
		ピーマン（青）	30						＊	
		植物油	3					0.3		
	焼きなす 七味とうがらし少々	なす	50						＊	
	なしのミント添え ミントの葉	なし	100		0.5					
	小計（6.5単位）			4.0	0.5	1.0		0.3	0.4	0.3
昼食	肉みそうどん 日本酒5ml, しょうゆ5g, 酢3g, 甜麺醤（テンメンジャン）8g	うどん（ゆで）	240	3.0						
		豚ひき肉	60			1.5				
		とうふ（もめん）	50			0.5				
		チンゲンサイ	30						＊	
		根深ねぎ	10						＊	
		植物油	4					0.4		
		砂糖	2							0.1
		ラー油	1					0.1		
	ふかしいも	さつまいも	60	1.0						
	トマトとセロリーの ごまドレッシング和え 食塩0.2g, 酢5g	トマト	40						＊	
		セロリー	40						＊	
		ごま油	1					0.1		
	小計（7.1単位）			4.0		2.0		0.6	0.4	0.1
夕食	あずきごはん	ごはん	180	3.6						
		あずき（ゆで）	25	0.4						
	かまぼこの吸い物 食塩0.5g, しょうゆ1g, だし汁150ml	かまぼこ	40			0.5				
		しそ	3						＊	
	かつおのたたき だし汁5ml	かつお（春獲り）	120			1.5				
		酒かす	7							0.2
	きょうなのお浸し しょうゆ2g, だし汁2ml	きょうな	50						＊	
	こんにゃくと野菜の炒め煮 だし汁30ml, しょうゆ3g	こんにゃく	70						＊	
		アスパラガス（グリーン）	20						＊	
		にんじん	40						＊	
		みょうが	10						＊	
		しいたけ	20						＊	
		植物油	5					0.5		
		みりん	4							0.1
	小計（7.2単位）			4.0		2.0		0.5	0.4	0.3
間食	牛乳	牛乳（普通牛乳）	180				1.5			
	ネクタリン ミントの葉	ネクタリン	100		0.5					
	小計（2.0単位）				0.5		1.5			
	1日の合計（22.8単位）			12.0	1.0	5.0	1.5	1.4	1.2	0.7

注1）＊印は，野菜1.2単位350ｇが朝・昼・夕食に適宜配分されていることを示しています．
注2）（0.0）と表記されている食品は，単位数が0.1に満たないものです．
注3）料理名の下に記載した調味料は，エネルギー量がわずかなので，単位の計算に含めていません．

15単位
60%
55%
50%

18単位
60%
55%
50%

20単位
60%
55%
50%

23単位
60%
55%
50%

25単位
60%
55%
50%

2000キロカロリーのモデル献立の応用

25単位　炭水化物60%　**朝食**

▶ 56頁のモデル献立の応用例です

	表1	表2	表3	表4	表5	表6	調味料	合計
朝食の単位	4		2			0.4	0.3	6.7

56頁のモデル献立
- 麦ごはん
- なすのみそ汁
- 焼きあつあげ
- さやいんげんの土佐和え

応用例
- 玄米ごはん
- 根菜のみそ汁
- う巻き
- ゴーヤのお浸し

ゴーヤのお浸し

ゴーヤ（緑）30gとゴーヤ（黄）30gを適当な大きさに切って，ゆでます．**しょうゆ2gとだし汁2ml**で和えて，**かつおぶし少々**をかけます．

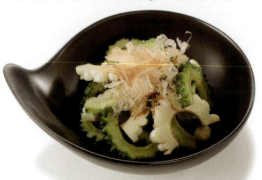

献立表は123頁を参照

玄米ごはん

玄米ごはん200gを盛り付けます．

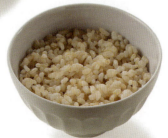
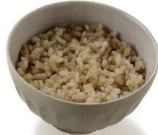

糖尿病モデル献立のバリエーション 117

う巻き

鶏卵50gとだし汁30mlを混ぜて、うなぎ（かばやき）30gを中心に入れて、巻いて焼きます。
（付け合わせ）だいこん40gをすりおろし、しその葉1枚とともに添えて、しょうゆ5gをかけます。

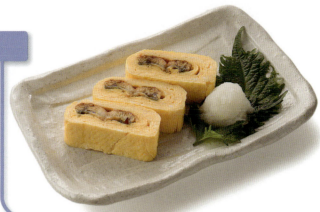

焼きあつあげ

さやいんげんの土佐和え

なすのみそ汁

麦ごはん

56頁の献立

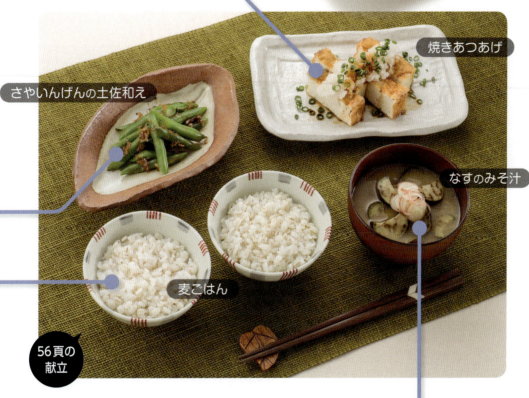

根菜のみそ汁

だし汁150mlでごぼう30g、にんじん5gを煮て、みそ10gを溶かし入れます。輪切りにした根深ねぎ5gを加えて盛り付けます。

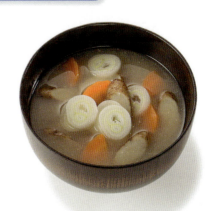

15単位	60% / 55% / 50%
18単位	60% / 55% / 50%
20単位	60% / 55% / 50%
23単位	60% / 55% / 50%
25単位	**60%** / 55% / 50%

糖尿病モデル献立のバリエーション

25単位 炭水化物60%
2000キロカロリーのモデル献立の応用 — 昼食
▶ 57頁のモデル献立の応用例です

	表1	表2	表3	表4	表5	表6	調味料	合計
昼食の単位	4		2		0.7	0.4		7.1

57頁のモデル献立
- ごはん
- たらのソテー
- にんじんとハムのサラダ
- ひじきの炒り煮

応用例
- パン
- にじますの香り蒸し
- ほうれん草とソーセージのソテー
- かぶのコンソメスープ

かぶのコンソメスープ

湯170mlに**固形コンソメ1.5g**を溶かします。**かぶ30g**を輪切りにして、スープに入れて煮ます。ちぎった**パセリ3g**を上から散らします。

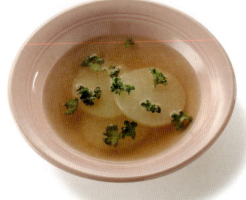

にじますの香り蒸し

にじます60gに**食塩0.4g**をふって、**クローブ少々**を挿します。**ロリエ少々**を散らして、蒸します。**トマト50g**、**オリーブ5g**、**パセリ3g**を蒸したにじますに添えます。

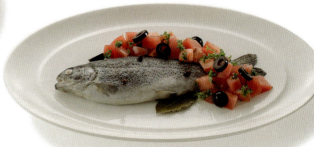

献立表は123頁を参照

糖尿病モデル献立のバリエーション

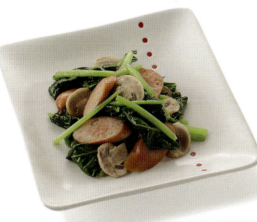

適当な大きさに切った**ほうれん草40g**, **マッシュルーム10g**, 薄切りにした**ソーセージ15g**を**バター2g**で炒め, **食塩0.6g**, **オイスターソース3g**, **こしょう少々**で味を付けます.

ほうれん草とソーセージのソテー

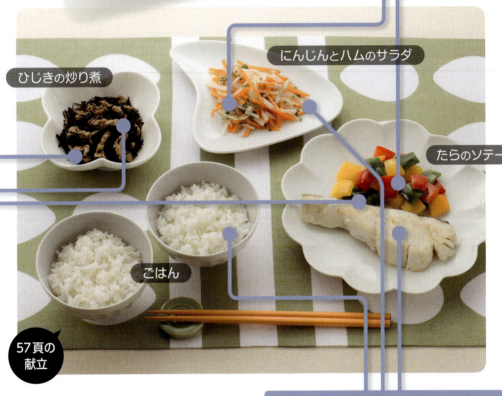

ひじきの炒り煮
にんじんとハムのサラダ
たらのソテー
ごはん
57頁の献立
パン

Part 2

15単位
60%
55%
50%

18単位
60%
55%
50%

20単位
60%
55%
50%

23単位
60%
55%
50%

25単位
60%
55%
50%

フランスパン60gと**ロールパン50g**を盛り付けます. **オリーブ油5g**を添えます.

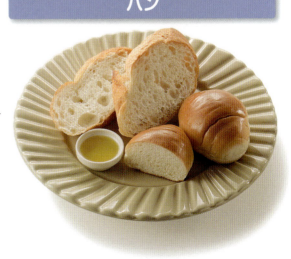

糖尿病モデル献立のバリエーション

25単位 炭水化物60%
2000キロカロリーのモデル献立の応用
▶ 58頁のモデル献立の応用例です

夕食

	表1	表2	表3	表4	表5	表6	調味料	合計
夕食の単位	5	0.5	2		0.8	0.4	0.5	9.2

58頁のモデル献立
- ごはん
- チキンカレー
- レタスとアスパラガスのサラダ
- すいか

応用例
- ごはん
- 麻婆豆腐(マーボドーフ)
- はるさめの中華サラダ
- 巨峰

巨峰

巨峰75gを盛り付けます.

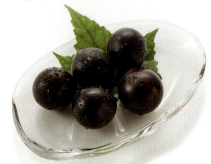

献立表は123頁を参照

ごはん

ごはん200gを盛り付けます.

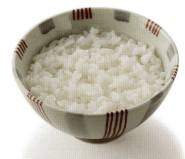
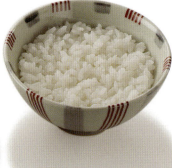

糖尿病モデル献立のバリエーション 121

はるさめの中華サラダ

レタス20gは適当な大きさに切ります．はるさめ（干し）15gは熱湯に入れて，もどして切ります．きゅうり30gとにんじん20gを千切りにします．ごま油3g，砂糖2g，酢5g，しょうゆ5g，マスタード少々を合わせてドレッシングにします．

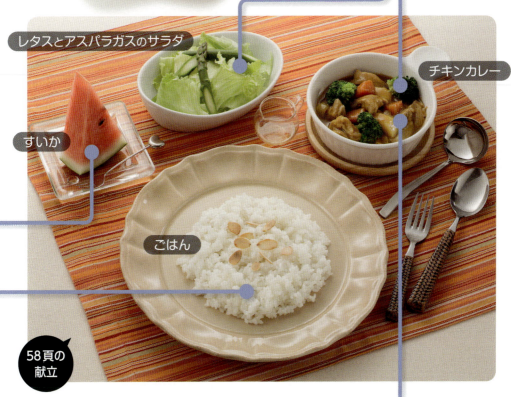

- レタスとアスパラガスのサラダ
- すいか
- チキンカレー
- ごはん
- 58頁の献立

Part 2

15単位
60%
55%
50%

18単位
60%
55%
50%

20単位
60%
55%
50%

23単位
60%
55%
50%

25単位
60%
55%
50%

麻婆豆腐（マーボドーフ）

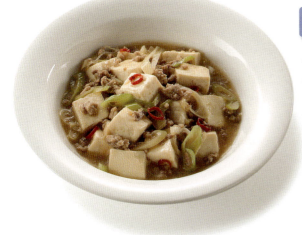

とうがらし少々，みじん切りしたしょうが5g，荒みじん切りした根深ねぎ30g，牛ひき肉20g，豚ひき肉20gを植物油5gで炒めます．そこへ適当な大きさに切ったとうふ（もめん）100gを入れて，さらに炒めます．しょうゆ3g，みそ10g，砂糖2gで味を付けます．かたくり粉4gを水で溶いて，全体に混ぜ合わせて，とろみをつけます．

糖尿病モデル献立のバリエーション

25単位 炭水化物60%

2000キロカロリーのモデル献立の応用
▶ 59頁のモデル献立の応用例です

間食

	表1	表2	表3	表4	表5	表6	調味料	合計
間食の単位		0.5		0.8				1.3

59頁のモデル献立
- 牛乳
- フルーツゼリー

応用例
- ミルクティー
- もも

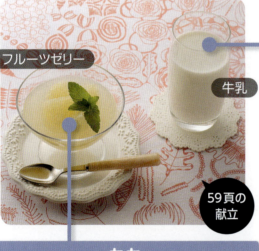

フルーツゼリー / 牛乳 / 59頁の献立

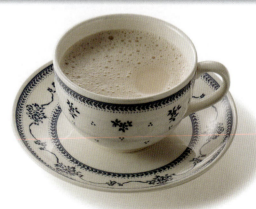

ミルクティー

紅茶1.5gに熱い牛乳180mlを注ぎます。

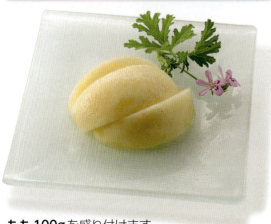

もも

もも100gを盛り付けます。

献立表は123頁を参照

糖尿病モデル献立のバリエーション

1日25単位（2000キロカロリー）／炭水化物60%のモデル献立の応用（116～122頁）食事献立表

	料理名	食品名	分量(g)	表1	表2	表3	表4	表5	表6	調味料
朝食	玄米ごはん	玄米ごはん	200	4.0						
	根菜のみそ汁 だし汁150ml	ごぼう	30						＊	
		にんじん	5						＊	
		根深ねぎ	5						＊	
		みそ	10							0.3
	う巻き だし汁30ml, 食塩0.1g	鶏卵	50			1.0				
		うなぎ（かばやき）	30			1.0				
	（付け合わせ） しょうゆ5g	だいこん	40						＊	
		しその葉	1						＊	
	ゴーヤのお浸し かつおぶし少々, しょうゆ2g, だし汁2ml	ゴーヤ（緑）	30						＊	
		ゴーヤ（黄）	30						＊	
	小計（6.7単位）			4.0		2.0			0.4	0.3
昼食	パン	フランスパン	60	2.0						
		ロールパン	50	2.0						
		オリーブ油	5					0.5		
	かぶのコンソメスープ 固形コンソメ1.5g	かぶ	30						＊	
		パセリ	3						＊	
	にじますの香り蒸し 食塩0.4g	にじます	60			1.5				
		クローブ	少々						＊	
		ロリエ	少々						＊	
		トマト	50						＊	
		オリーブ	5						＊	
		パセリ	3						＊	
	ほうれん草とソーセージのソテー 食塩0.6g, オイスターソース3g, こしょう少々	ほうれん草	40						＊	
		マッシュルーム	10						＊	
		ソーセージ	15			0.5				
		バター	2					0.2		
	小計（7.1単位）			4.0		2.0		0.7	0.4	
夕食	ごはん	ごはん	200	4.0						
	麻婆豆腐（マーボドーフ） とうがらし少々, しょうゆ3g	とうふ（もめん）	100			1.0				
		牛ひき肉	20			0.5				
		豚ひき肉	20			0.5				
		根深ねぎ	30						＊	
		しょうが	5						＊	
		植物油	5					0.5		
		みそ	10							0.3
		砂糖	2							0.1
		かたくり粉	4	0.2						
	はるさめの中華サラダ 酢5g, しょうゆ5g, マスタード少々	レタス	20						＊	
		はるさめ（干し）	15	0.8						
		きゅうり	30						＊	
		にんじん	20						＊	
		ごま油	3					0.3		
		砂糖	2							0.1
	巨峰	巨峰	75		0.5					
	小計（9.2単位）			5.0	0.5	2.0		0.8	0.4	0.5
間食	ミルクティー	紅茶	1.5							
		牛乳（普通牛乳）	180				1.5			
	もも	もも	100		0.5					
	小計（2.0単位）				0.5		1.5			
1日の合計（25.0単位）				13.0	1.0	6.0	1.5	1.5	1.2	0.8

注1）＊印は，野菜1.2単位350gが朝・昼・夕食に適宜配分されていることを示しています．
注2）（0.0）と表記されている食品は，単位数が0.1に満たないものです．
注3）料理名の下に記載した調味料は，エネルギー量がわずかなので，単位の計算に含めていません．

Part 3

1日の摂取エネルギー別の指示単位配分例

1日の指示単位が15〜25単位の各単位における指示単位配分例を，炭水化物の割合が60％，55％，50％の3段階で示しました．これらの指示単位配分例は，炭水化物，たんぱく質，脂質の割合が適正になるようにしました．ただし，炭水化物の割合が55％，50％の場合はたんぱく質が相対的に増えるため，腎症を有する方には個別に配慮が必要です．

> 1日の合計の単位数しか示していませんので，朝食，昼食，夕食，間食への単位配分は，食品交換表第7版の17〜18頁を参照して行いましょう．

炭水化物の割合と単位配分の仕組み

　ここでは15〜25単位の各単位における指示単位配分例を，炭水化物の割合が60％，55％，50％の3段階で示しました．一見すると複雑に見えますが，それほど難しくありません．炭水化物60％，55％，50％の違いは，表1 ，表3 ，表5 の単位数の配分の違いです．下の1日20単位（1600キロカロリー）の指示単位配分例のように，炭水化物60％の指示単位配分が55％，50％に変わると，表1 の単位数が減って，表3 と表5 の単位数が増えます．

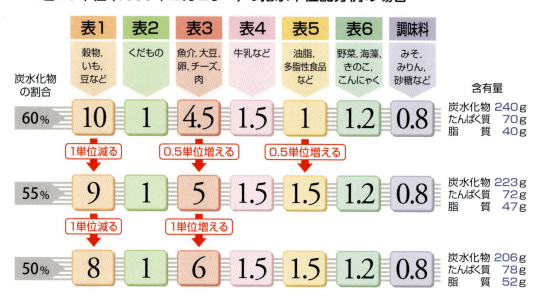

●1日20単位（1600キロカロリー）の指示単位配分例の場合

　たとえば，これらの単位数を朝食，昼食，夕食に均等に配分すると，それぞれの食事に含まれる炭水化物は下のようになります．

炭水化物の割合	炭水化物の含有量
60％	約80g
55％	約75g
50％	約70g

1日の摂取エネルギー別の指示単位配分例

1　1日 **15** 単位（1200キロカロリー）の指示単位配分例

炭水化物の割合	表1 穀物, いも, 豆など	表2 くだもの	表3 魚介, 大豆, 卵, チーズ, 肉	表4 牛乳など	表5 油脂, 多脂性食品など	表6 野菜, 海藻, きのこ, こんにゃく	調味料 みそ, みりん, 砂糖など	含有量
60%	7	1	2.5	1.5	1	1.2	0.8	炭水化物 184g / たんぱく質 48g / 脂質 30g
55%	6	1	3.5	1.5	1	1.2	0.8	炭水化物 167g / たんぱく質 54g / 脂質 35g
50%	5	1	4.5	1.5	1	1.2	0.8	炭水化物 150g / たんぱく質 60g / 脂質 40g

2　1日 **16** 単位（1280キロカロリー）の指示単位配分例

炭水化物の割合	表1 穀物, いも, 豆など	表2 くだもの	表3 魚介, 大豆, 卵, チーズ, 肉	表4 牛乳など	表5 油脂, 多脂性食品など	表6 野菜, 海藻, きのこ, こんにゃく	調味料 みそ, みりん, 砂糖など	含有量
60%	8	1	2.5	1.5	1	1.2	0.8	炭水化物 202g / たんぱく質 50g / 脂質 30g
55%	7	1	3.5	1.5	1	1.2	0.8	炭水化物 185g / たんぱく質 56g / 脂質 35g
50%	6	1	4.5	1.5	1	1.2	0.8	炭水化物 168g / たんぱく質 62g / 脂質 40g

3　1日 **17** 単位（1360キロカロリー）の指示単位配分例

炭水化物の割合	表1 穀物, いも, 豆など	表2 くだもの	表3 魚介, 大豆, 卵, チーズ, 肉	表4 牛乳など	表5 油脂, 多脂性食品など	表6 野菜, 海藻, きのこ, こんにゃく	調味料 みそ, みりん, 砂糖など	含有量
60%	8	1	3.5	1.5	1	1.2	0.8	炭水化物 203g / たんぱく質 58g / 脂質 35g
55%	7	1	4.5	1.5	1	1.2	0.8	炭水化物 186g / たんぱく質 64g / 脂質 40g
50%	6.5	1	5	1.5	1	1.2	0.8	炭水化物 178g / たんぱく質 67g / 脂質 43g

4 1日18単位（1440キロカロリー）の指示単位配分例

炭水化物の割合	表1 穀物,いも,豆など	表2 くだもの	表3 魚介,大豆,卵,チーズ,肉	表4 牛乳など	表5 油脂,多脂性食品など	表6 野菜,海藻,きのこ,こんにゃく	調味料 みそ,みりん,砂糖など	含有量
60%	9	1	3.5	1.5	1	1.2	0.8	炭水化物 221g／たんぱく質 60g／脂質 35g
55%	8	1	4.5	1.5	1	1.2	0.8	炭水化物 204g／たんぱく質 66g／脂質 40g
50%	7	1	5	1.5	1.5	1.2	0.8	炭水化物 187g／たんぱく質 68g／脂質 47g

5 1日19単位（1520キロカロリー）の指示単位配分例

炭水化物の割合	表1 穀物,いも,豆など	表2 くだもの	表3 魚介,大豆,卵,チーズ,肉	表4 牛乳など	表5 油脂,多脂性食品など	表6 野菜,海藻,きのこ,こんにゃく	調味料 みそ,みりん,砂糖など	含有量
60%	9	1	4.5	1.5	1	1.2	0.8	炭水化物 222g／たんぱく質 68g／脂質 40g
55%	8.5	1	5	1.5	1	1.2	0.8	炭水化物 214g／たんぱく質 71g／脂質 43g
50%	8	1	5	1.5	1.5	1.2	0.8	炭水化物 205g／たんぱく質 70g／脂質 47g

6 1日20単位（1600キロカロリー）の指示単位配分例

炭水化物の割合	表1 穀物,いも,豆など	表2 くだもの	表3 魚介,大豆,卵,チーズ,肉	表4 牛乳など	表5 油脂,多脂性食品など	表6 野菜,海藻,きのこ,こんにゃく	調味料 みそ,みりん,砂糖など	含有量
60%	10	1	4.5	1.5	1	1.2	0.8	炭水化物 240g／たんぱく質 70g／脂質 40g
55%	9	1	5	1.5	1.5	1.2	0.8	炭水化物 223g／たんぱく質 72g／脂質 47g
50%	8	1	6	1.5	1.5	1.2	0.8	炭水化物 206g／たんぱく質 78g／脂質 52g

7　1日21単位（1680キロカロリー）の指示単位配分例

炭水化物の割合	表1 穀物,いも,豆など	表2 くだもの	表3 魚介,大豆,卵,チーズ,肉	表4 牛乳など	表5 油脂,多脂性食品など	表6 野菜,海藻,きのこ,こんにゃく	調味料 みそ,みりん,砂糖など	含有量
60%	11	1	4.5	1.5	1	1.2	0.8	炭水化物 258g / たんぱく質 72g / 脂質 40g
55%	10	1	5	1.5	1.5	1.2	0.8	炭水化物 241g / たんぱく質 74g / 脂質 47g
50%	9	1	6	1.5	1.5	1.2	0.8	炭水化物 224g / たんぱく質 80g / 脂質 52g

8　1日22単位（1760キロカロリー）の指示単位配分例

炭水化物の割合	表1 穀物,いも,豆など	表2 くだもの	表3 魚介,大豆,卵,チーズ,肉	表4 牛乳など	表5 油脂,多脂性食品など	表6 野菜,海藻,きのこ,こんにゃく	調味料 みそ,みりん,砂糖など	含有量
60%	11	1	5	1.5	1.5	1.2	0.8	炭水化物 259g / たんぱく質 76g / 脂質 47g
55%	10	1	6	1.5	1.5	1.2	0.8	炭水化物 242g / たんぱく質 82g / 脂質 52g
50%	9	1	7	1.5	1.5	1.2	0.8	炭水化物 225g / たんぱく質 88g / 脂質 57g

9　1日23単位（1840キロカロリー）の指示単位配分例

炭水化物の割合	表1 穀物,いも,豆など	表2 くだもの	表3 魚介,大豆,卵,チーズ,肉	表4 牛乳など	表5 油脂,多脂性食品など	表6 野菜,海藻,きのこ,こんにゃく	調味料 みそ,みりん,砂糖など	含有量
60%	12	1	5	1.5	1.5	1.2	0.8	炭水化物 277g / たんぱく質 78g / 脂質 47g
55%	11	1	6	1.5	1.5	1.2	0.8	炭水化物 260g / たんぱく質 84g / 脂質 52g
50%	10	1	7	1.5	1.5	1.2	0.8	炭水化物 243g / たんぱく質 90g / 脂質 57g

1日の摂取エネルギー別の指示単位配分例

10　1日 24 単位（1920 キロカロリー）の指示単位配分例

炭水化物の割合	表1 穀物,いも,豆など	表2 くだもの	表3 魚介,大豆,卵,チーズ,肉	表4 牛乳など	表5 油脂,多脂性食品など	表6 野菜,海藻,きのこ,こんにゃく	調味料 みそ,みりん,砂糖など	含有量
60%	13	1	5	1.5	1.5	1.2	0.8	炭水化物 295g / たんぱく質 80g / 脂質 47g
55%	11.5	1	6.5	1.5	1.5	1.2	0.8	炭水化物 269g / たんぱく質 89g / 脂質 55g
50%	10.5	1	7.5	1.5	1.5	1.2	0.8	炭水化物 252g / たんぱく質 95g / 脂質 60g

11　1日 25 単位（2000 キロカロリー）の指示単位配分例

炭水化物の割合	表1 穀物,いも,豆など	表2 くだもの	表3 魚介,大豆,卵,チーズ,肉	表4 牛乳など	表5 油脂,多脂性食品など	表6 野菜,海藻,きのこ,こんにゃく	調味料 みそ,みりん,砂糖など	含有量
60%	13	1	6	1.5	1.5	1.2	0.8	炭水化物 296g / たんぱく質 88g / 脂質 52g
55%	12	1	7	1.5	1.5	1.2	0.8	炭水化物 279g / たんぱく質 94g / 脂質 57g
50%	11	1	8	1.5	1.5	1.2	0.8	炭水化物 262g / たんぱく質 100g / 脂質 62g

Part 4

外食・中食の単位の考え方と工夫

近年では，ファミリーレストランやファーストフード店を利用する機会が増え，スーパーマーケットやコンビニエンスストアなどで調理済み食品を購入することも多く，外食や中食を避けることがむずかしくなっています．Part 4では，外食や中食を上手に取り入れた食事療法をすすめるための食品交換表の活用のしかたを解説します．

> 中食とは，家庭外で商業的に調理・加工されたものを購入して食べる形態の食事をさします．

1　外食・中食の特徴

　外食や中食は，一般的に 表1 ， 表5 の食品が多く，エネルギー量が高くなります．また食品を保存するうえで濃い味付けが多いために食塩が多く，野菜（ 表6 ）が少ない傾向があります．

　外食は，飲食店により一人前の量が異なり，また，注文の料理によりエネルギー量の多少の違いがあります．このエネルギー量の多少は， 表1 の量， 表5 の量によります．料理の注文の際には， 表5 が多くならないようにするためにあげ物や炒め物料理を控え， 表1 が多くならないように量を調整することが必要です．

　中食は，食べたいものを必要な分だけ選んで購入することができるため，料理を組み合わせることでエネルギー量の調整ができ，栄養素バランスもとりやすくなります．

2　外食・中食を利用するにあたって

　糖尿病の食事療法は，食品を調理（料理）する場合でも，外食や中食を利用する場合でも，指示エネルギー量を守り，栄養素をバランスよくとることが基本です．そのためには，自分自身の1日の摂取エネルギー量（単位数）と栄養素バランスとなる「食品交換表の 表1 〜 表6 ， 調味料 」の食品の単位数を把握しておくことが大切です．さらに朝食，昼食，夕食，間食ごとの単位数を知っておくと，外食・中食を利用するうえで大変役立ちます．そして，料理を見て，食品の重量を見積もり，単位数でとらえます．

▶1食に摂取する単位数を知る

　1日の指示単位を朝食，昼食，夕食，間食に分けるにあたって， 表2 と 表4 の食品は間食に用いられることが多いため，朝食，昼食，夕食の3食で用いる食品は， 表1 ， 表3 ， 表5 ， 表6 ， 調味料 となります．そのため， 表1 ， 表3 ， 表5 ， 表6 ， 調味料 をそれぞれ3等分することが理想ですが，実際の単位数が細かな数字となってしまうため，以下の方法で分けます（食品交換表第7版28〜33頁に配分例が記載されていますので参考にしてください）．

- 表1 は1単位ごとに，できる限り均等に分けます．均等にできずに余った単位（1または2単位）は，朝食，昼食，夕食のいずれかに1単位ごとに足します．この時，朝食，昼食，夕食のどの食事に足すかは決まっておらず，生活習慣と血糖値の変動をふまえて足す食事を考慮します（例：夕方に血糖値が高くなる傾向がある場合には，昼食時に足すことは避けます）．
- 表3 は0.5単位ごとに，できる限り均等になるようにします．
- 表5 は均等ではなく，1日で指示単位となるように考えます．朝に 表5 の食品を使用しないのであれば，昼食，夕食で使用すると考えてもよいでしょう．
- 表6 は均等に摂取することを考えて，1食当たり0.4単位（120g）とします．

　上記の方法で「食品交換表第7版」と本書の表紙見返しに記載されている"私の食事療法"に単位配分を記入してみましょう．そして，朝食，昼食，夕食ごとの単位数を把握するようにします．

外食・中食の単位の考え方と工夫

▶ **調理（料理）前の重量を推定する（推定のしかた）**

外食・中食を利用するにあたって，まずは指示単位の分量の食品を用いて，自分で調理を行うようにします．自分で調理を行うことによって，調理前後での食材の見た目の大きさの変化を知ることができます．そうすると，外食・中食を利用する時に，本来の食材の大きさが想像できるようになります．また，自分で調理を行い，盛り付けをすると，指示単位に見合った献立全体の量も把握することができ，全体的な量を目で見て調整できるようにもなります．

3　外食・中食を 表1 から 表6 ，調味料 に分類し，単位計算をする

表の分類と単位の計算は以下の順で行います．

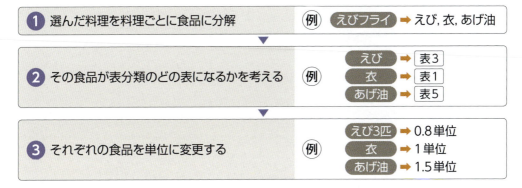

ごはんやパンなどの主食となる食品の量はきちんと把握します．外食の場合は，お店の従業員に重さを尋ねたり，量を指定して盛り付けてもらったりします．中食の場合は，記載されている重量を確認します．

表5 の食品の中で，種実や多脂性食品は量の確認ができますが，油脂のように目で量が認識できない食品があります．油脂に関しては，あげ物や炒め物などのように油を使用しているか否かで判断します．あげ物である場合は，油の摂取は過剰になることが多いことを認識しておきます．

表6 は不足しないことに気を付けるため，1食当たりの目安である120g（0.4単位）以上であるかを判断します．

単位数の計算（例）は以下の通りです．

① えびフライ定食

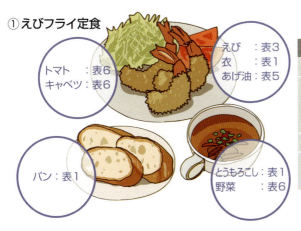

料理名	食品名	分類	単位
パン		表1	3
えびフライ	えび	表3	0.8
	衣	表1	1
	油	表5	1.5
付け合わせ	野菜	表6	0.2
コンソメスープ	とうもろこし	表1	0.1
	野菜	表6	0.1

②焼き魚定食

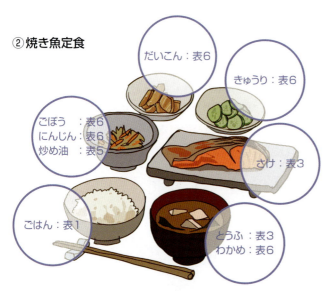

料理名	食品名	分類	単位
ごはん		表1	4
焼き魚	さけ	表3	2
酢の物	野菜	表6	0.2
きんぴら	野菜	表6	0.2
	油	表5	0.3
みそ汁	とうふ	表3	0.3
	わかめ	表6	0.1
漬け物	野菜	表6	0.1
調味料		調味料	0.4

③タンメン

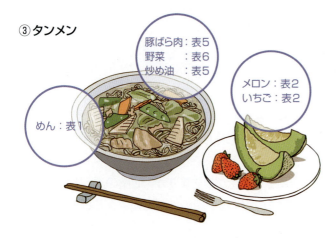

料理名	食品名	分類	単位
タンメン	中華めん	表1	4
	豚ばら肉	表5	1.5
	野菜	表6	1.2
	油	表5	0.5
くだもの	メロン	表2	0.5
	いちご	表2	
調味料		調味料	0.1

④豚のしょうが焼き定食

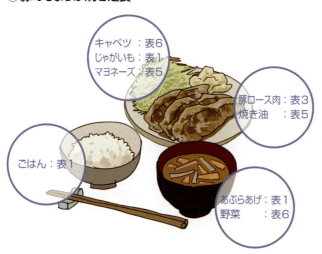

料理名	食品名	分類	単位
ごはん		表1	4
しょうが焼き	豚ロース肉	表3	3
	油	表5	0.5
ポテトサラダ	じゃがいも	表1	0.3
	マヨネーズ	表5	0.5
付け合わせ	野菜	表6	0.2
みそ汁	あぶらあげ	表3	0.2
	野菜	表6	0.1
調味料		調味料	0.7

4 外食時の料理の選び方と工夫

▶ **ごはん，パン，めん類などの量を調節する**

まずは，ごはんやパン，めん類の量が指示量であるかを確認します．外食のごはんの量は200g程度（4単位）の場合が多いです．盛り付け量が指示量よりも多い場合は，あらかじめお店にごはんの量を言って適切に盛り付けてもらうようにします．減らすことができない場合には，見た目で判断して残すようにします．パンやめん類の場合も目安量で判断して，残すようにします．

ごはんやパン，めん類の量を調整しても，同じ 表1 のいもやかぼちゃがコロッケや煮物，サラダなどのおかずで用いられている場合がありますので，見落とさないように注意します．いもやかぼちゃが用いられている場合は，それらは残すか，ごはんやパン，めん類の量を減らして調節します．

丼物は明らかにごはんの量が多いので，比較してごはんの量が少なめの定食に変更するか，ごはんを残すようにします．

にぎり寿司の場合は，1貫あたりのごはんの量を把握し，指示量が何貫に相当するか見積もります．

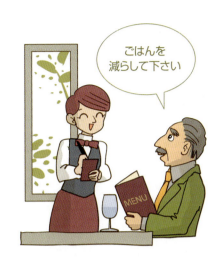

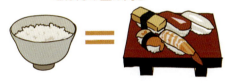

▶ **油の摂取を減らす**

できる限り外食時にあげ物は選ばないようにします．もし天ぷらなどのあげ物を選択した場合は，衣をできる限り外すことにより，油の摂取を減らすようにします．炒め物のように料理に含まれている油の場合は，食べるときに減らすことは困難です．このような場合は，1日単位で油の使用量を考え，外食以外の2食の時にできるだけ油を控えた料理にします．

外食では，ドレッシングによって油をとりすぎる場合もあるので，ドレッシングの使用量を減らすか，ノンオイルドレッシングを選びます．

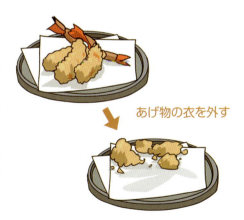

▶ **野菜を積極的にとる**

表6 の食材は，1食でまとめて食べるよりも3食の食事ごとに食べたほうが血糖値のコントロールに

良い影響を与えます．そのため，外食時にもできる限り 表6 の食材を積極的にとるようにします．店によっては，単品で野菜の料理を足したり，サラダバーを利用すればよいでしょう．ただしドレッシングには油が含まれているので使用量に注意が必要です．

▶ **食塩の摂取量を減らす**

料理を食べる際に，その料理に含まれている食塩の摂取量だけを減らすことは難しいです．そのため，外食時には，食塩が多めのみそ汁などの汁物と漬物は食べないようにします．また，汁物は，具だけを食べて汁を残します．めん類も同様に，汁を残し食塩の摂取量を減らします．

また，料理には，できる限りしょうゆやソースをかけたりしないようにします．

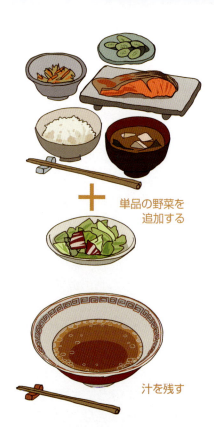

単品の野菜を追加する

汁を残す

5　中食の料理の選び方と工夫

▶ **主食，主菜，副菜を組み合わせる**

料理を主食，主菜，副菜になるように組み合わせることでバランスのよい食事になります．主食となるごはんは，指示単位にあわせて量を調整しますが，炊き込みごはんのように具が入っている場合は，具の材料によってさらに量を調整します（図1）．また，副菜に，いもや炭水化物の多い野菜（かぼちゃ，れんこん，とうもろこしなど），豆類（大豆を除く）が含まれる場合（図2）は，その分，主食の量を減らします（図5）．

主菜は，表3 （魚介，大豆とその製品，卵，チーズ，肉）の食品を用いた料理であるため，量の確認をします（図3）．あげ物は 表5 を多く含むため避けるようにして，炒め物や煮物を選びます．表3 の食品が指示単位数よりも多く入っている場合は，1食で食べずに分けて食べるようにします．

副菜は不足しないようにします（図4）．野菜が不足する場合には，生野菜や冷凍野菜を用います．

▶ **食塩や砂糖などの量を減らす**

栄養成分表示を見て，指示食塩量を超えないように注意します（食塩の計算方法は143頁のQ10を参照）．主食が炊き込みごはんなどの味付けごはんの場合には，食塩の摂取量が多くなります．

主菜や副菜で砂糖を多く使用している甘煮などは避けるようにします．

しょうゆやソースなどが別でついている場合は，かけないか，または使用量を減らします．

外食・中食の単位の考え方と工夫

図1 ● 主食の例

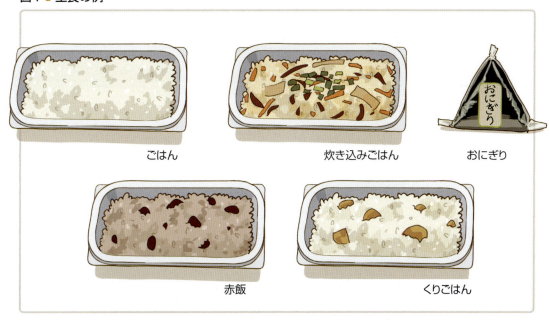

ごはん　　　炊き込みごはん　　　おにぎり

赤飯　　　くりごはん

図2 ● 表1 の食品を含む副菜の例

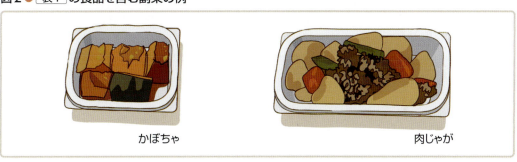

かぼちゃ　　　肉じゃが

図3 ● 主菜の例

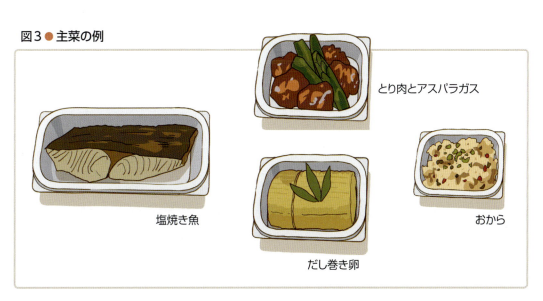

とり肉とアスパラガス

塩焼き魚　　　だし巻き卵　　　おから

図4 ● 副菜の例

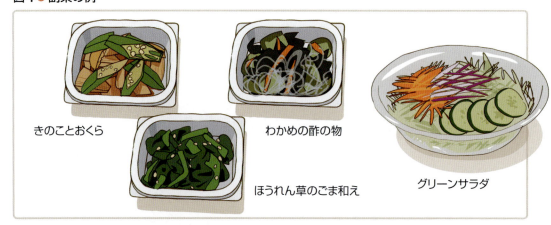

きのことおくら　　わかめの酢の物　　グリーンサラダ

ほうれん草のごま和え

図5 ● 主食・主菜・副菜の組み合わせの例

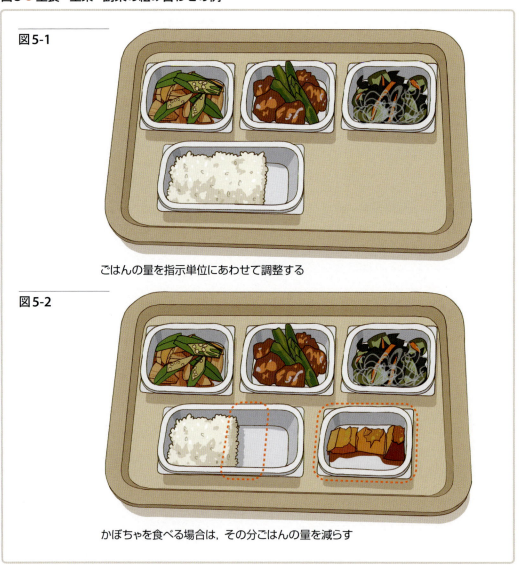

図5-1

ごはんの量を指示単位にあわせて調整する

図5-2

かぼちゃを食べる場合は，その分ごはんの量を減らす

付録

食品交換表Q&A　よくある質問とその答え

食品交換表Q&A
よくある質問とその答え

Q1 基本
食品交換表第7版は，改訂にあたってどのような変更があったのでしょうか？

　第6版のコンセプトはそのままにしながらも，日本人の食生活の現状に合わせて改訂しました．特に大きな変更点として，食品分類表の中の1単位（80キロカロリー）あたりの栄養素の平均含有量を一部改正しました．また，第6版では炭水化物の割合が60％の指示単位配分例しか示していなかったのを，第7版では60％，55％，50％の3とおりの指示単位の配分例を示しました．このことにより，それぞれの症例に応じた柔軟な対応ができることとなりました．ただし55％，50％の場合は，たんぱく質が相対的に増えるため，腎症を有する方には個別に配慮が必要です．

Q2 基本
食品交換表第7版で1単位あたりの平均栄養素含有量はなぜ変更されたのでしょうか？

　第7版（2013年）以前に用いられていた「1単位に含まれる3大栄養素の平均含有量」は，初版（1965年）時の数値を採用しており，その間約50年の日本人の食を取り巻く環境や，食品摂取量の変化を考慮する必要性が生じました．また，第6版（2002年）改訂の翌年に発行された「糖尿病性腎症の食品交換表」第2版（2003年）の食品分類表に示されたこれらの数値との間において，矛盾が存在する（特に 表2 ， 表3 ）ことが以前より指摘されていました．
　そこで，日本人全般の栄養素摂取量の現況に関する資料のひとつとして，近年10年間（2001～2010年）の国民健康・栄養調査の成績を食品交換表の食品分類に準拠して整理し， 表1 ～ 表6 ，ならびに 調味料 とその他（菓子類やし好飲料類など）に再分類して検討しました．その結果， 表1 と 表5 については現在の数値と矛盾しないものでしたが， 表2 ， 表3 ， 表4 ， 表6 については，改正の必要性が認められました．また， 調味料 についても，1日平均112キロカロリー（1.4単位相当）を摂取しており，このエネルギー量を無視することができないことから， 表1 ～ 表6 の方式に準じて1単位あたりの栄養素の含有量を求め，検討を行いました．その結果，食品交換表第7版の13頁（本書の3頁）の表のように 表2 ， 表3 ， 表4 ， 表6 ， 調味料 の変更を行いました．

食品交換表Q&A
よくある質問とその答え

Q3 基本
炭水化物と糖質は違うのでしょうか？

　炭水化物＝糖質ではありません．炭水化物はエネルギーになる糖質と消化吸収されずにエネルギーにならない食物繊維からなります．糖質は食後の速やかな血糖上昇につながりますが，食物繊維には血糖上昇を抑える働きがあります．この食物繊維の割合は，食品交換表に基づく食事の全エネルギー量の中で，炭水化物として約5％に相当します．したがって，炭水化物の割合が60％の食事は，糖質相当量であれば約55％となります．

Q4 表6
食品交換表第6版では 表6 （野菜）の指示単位が1単位（300g）でしたが，第7版では1.2単位（約350g）へ増えました．なぜでしょうか？

　野菜には多くの食物繊維が含まれています．食物繊維には，糖質やコレステロールの吸収を遅らせたり，抑えたりする効果があります．また，野菜には，現代の日本人に不足しがちなカルシウムやビタミンも多く含まれています．ところが，日本人の野菜の平均摂取量は減少傾向にあることから， 表6 （野菜）の指示単位を1単位（300g）から1.2単位（約350g）に増やし，野菜の目標摂取量を高く設定しました．

Q5 調味料
食品交換表第6版では 調味料 の指示単位が0.5単位でしたが，第7版では0.8単位へ増えました．なぜでしょうか？

　食品交換表第6版までは， 調味料 から得られるエネルギーは少ないのでカロリー表示は必要ないとみなされ，食品分類表に三大栄養素の平均含有量の表示がありませんでしたが，指示単位としては1日0.5単位としていました．しかし実際には，一般の日本人が使う調味料は，1日平均112キロカロリー（1.4単位相当）とかなりの量であることがわかっています．

　1.4単位相当の調味料を摂取すると，エネルギーや食塩が過多になります．調味料を従来の0.5単位にすると，人工甘味料やノンオイルドレッシングに頼る傾向が生じることから，それらに頼らなくてもよいように，調味料の指示単位を0.8単位へ増やしました．1日の摂取エネルギー量に応じて，調味料の使用量が0.8単位より若干多かったり少なかったりすることはありえます．その場合でも1日の摂取エネルギー量は指示単位のとおりとし，栄養素バランスも乱れないようにしましょう．

食品交換表Q&A
よくある質問とその答え

Q6 調味料
人工甘味料やノンオイルドレッシングを使っても大丈夫でしょうか？

　人工甘味料やノンオイルドレッシングは低エネルギーであり，日常生活に上手に取り入れてもらうことはよいでしょう．ただし，人工甘味料はとりすぎると下痢を引き起こしたり，日常的にとりすぎると甘いものへの欲求がより高まったりします．また，ノンオイルドレッシングには食塩が含まれていますので，使用量には注意しましょう．

Q7 調味料 し好食品
アルコールを調味料としてワイン煮や酒蒸しなどに使った場合，アルコールを摂取したことになるのでしょうか？

　牛肉のワイン煮やアサリの酒蒸しなど，調味料としてアルコール飲料を利用する機会がありますが，加熱によりアルコールは蒸発しますし，そもそも利用するアルコールは少量なので，エネルギーなどの計算は必要ありません．

Q8 し好食品
ビールや焼酎を飲んでも大丈夫でしょうか？

　アルコールの過剰摂取は肝臓疾患の悪化，慢性膵炎のリスク増加，糖尿病性神経障害の悪化など糖尿病患者の健康に支障をきたします．また少量のアルコール摂取でも低血糖を感じにくくさせたり，低血糖時に血糖を上げるのを妨げます．さらに食欲を増加させることで食事療法が守られない契機となります．そのため主治医は患者さんの病状に応じて禁酒を指示することがあります．アルコール飲料については必ず主治医と相談し，その指示を守りましょう．

Q9 し好食品
お菓子を食べたり，ジュースを飲みたいのですが，よいでしょうか？

　糖尿病患者において，お菓子やジュースなどのし好食品を摂取することは基本的には望ましくありませんが，日々の生活の楽しみとして完全に排除することは難しいでしょう．管理栄養士に相談して指導を受けたうえで，エネルギーと栄養素バランスを崩さない範囲で，例外的に時々摂取する程度にとどめておきましょう．なお，最近では低エネルギーの菓子類も発売されていますので，それらを取り入れることもひとつの方法です．また，ジュースは手軽にビタミンやミネラルを摂取できる飲料になりますが，

食品交換表Q&A
よくある質問とその答え

野菜ジュースであってもエネルギーや食塩が多く含まれる商品があることに注意が必要です．

Q10 外食料理，調理加工食品類
惣菜の入ったパックの裏面などに栄養成分表示がありますが，その見方を教えてもらえないでしょうか？

食品の名称，内容量，原材料，賞味期限，保存方法，製造者と並んで栄養成分が表示されています．一般に栄養成分では1食分のエネルギー量（キロカロリー），炭水化物（g），たんぱく質（g），脂質（g），ナトリウム（mg）または食塩相当量（g）などを表示します．ナトリウム（mg）は，次の計算式により食塩量に換算できます．

$$\text{ナトリウム(mg)} \times 2.54 \div 1000 = \text{食塩相当量(g)}$$

簡単な覚え方 ➡ ナトリウム400mg≒食塩1g

Q11 基本
食物アレルギーがあるのですが，食品交換表はどう利用すればよいでしょうか？

基本的には，アレルギーがある食品は除いて，その他の食品で食事療法を行いましょう．ただし，牛乳アレルギーやくだものアレルギーなど表の食品がすべて食べられないような場合は，他の表に単位を振り替えることになります．その場合，牛乳アレルギーであれば 表4 の特徴であるカルシウム，くだものアレルギーであれば 表2 の特徴である食物繊維とビタミンCが不足しないように食品の選択を注意しましょう．単位をどの表に振り分けるかは主治医や管理栄養士に相談しましょう．

Q12 基本
単位配分は交換表に示された例のとおりでなければいけないでしょうか？

食品交換表第7版とこの活用編では，多くの患者さんに適応できるモデルとして，1日の摂取エネルギー量および炭水化物の割合別に指示単位配分の例を示しています（125～130頁参照）．患者さんひとりひとりの病態と生活に合わせて，摂取エネルギー量や炭水化物，たんぱく質，脂質の割合が適正で，ビタミン，ミネラルなどを過不足なく摂取できるように工夫をして単位配分を決めましょう．

検印省略

糖尿病食事療法のための
食品交換表 活用編 第2版
献立例とその実践

定価（本体1,200円＋税）

2007年	5月24日	第1版	第1刷発行
2015年	1月15日	第2版	第1刷発行
2021年	5月25日	同	第3刷発行

編・著者　一般社団法人 日本糖尿病学会
発行者　　公益社団法人 日本糖尿病協会
発行所　　株式会社 文光堂
　　　　　〒113-0033　東京都文京区本郷7-2-7
　　　　　TEL （03）3813-5478（営業）
　　　　　　　（03）3813-5411（編集）

Ⓒ一般社団法人 日本糖尿病学会, 2015　　印刷・製本：株式会社 加藤文明社
　　　　　　　　　　　　　　　　　　　　デザイン：株式会社 プレゼンツ

ISBN978-4-8306-6047-4　　　　　　　　　Printed in Japan

本書の無断複写は，著作権法上での例外を除き禁じられています．
本書に掲載された著作物の翻訳・複写・転載・データベースへの取り込みおよび送信
に関する許諾権は，(一社)日本糖尿病学会が保有します．